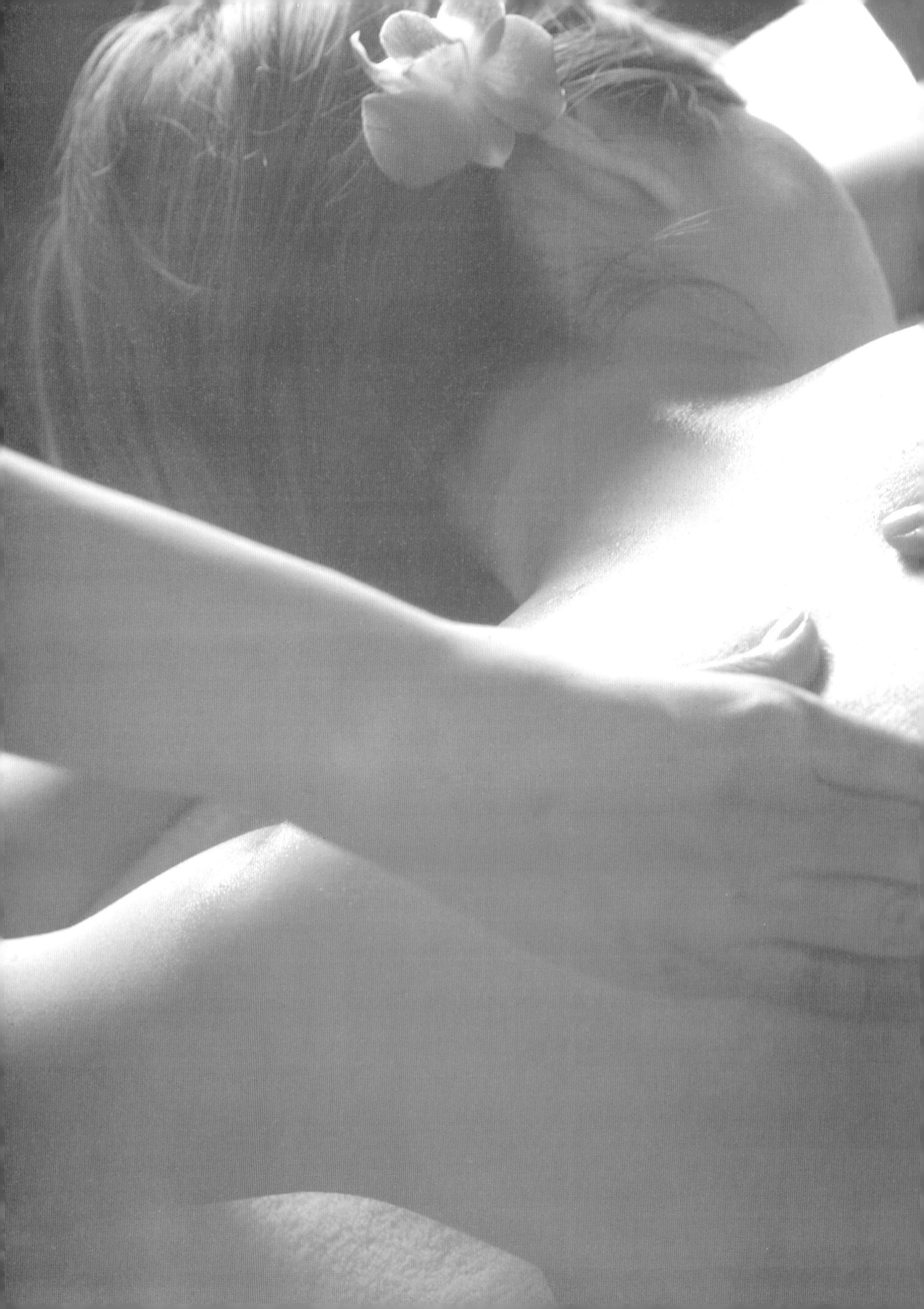

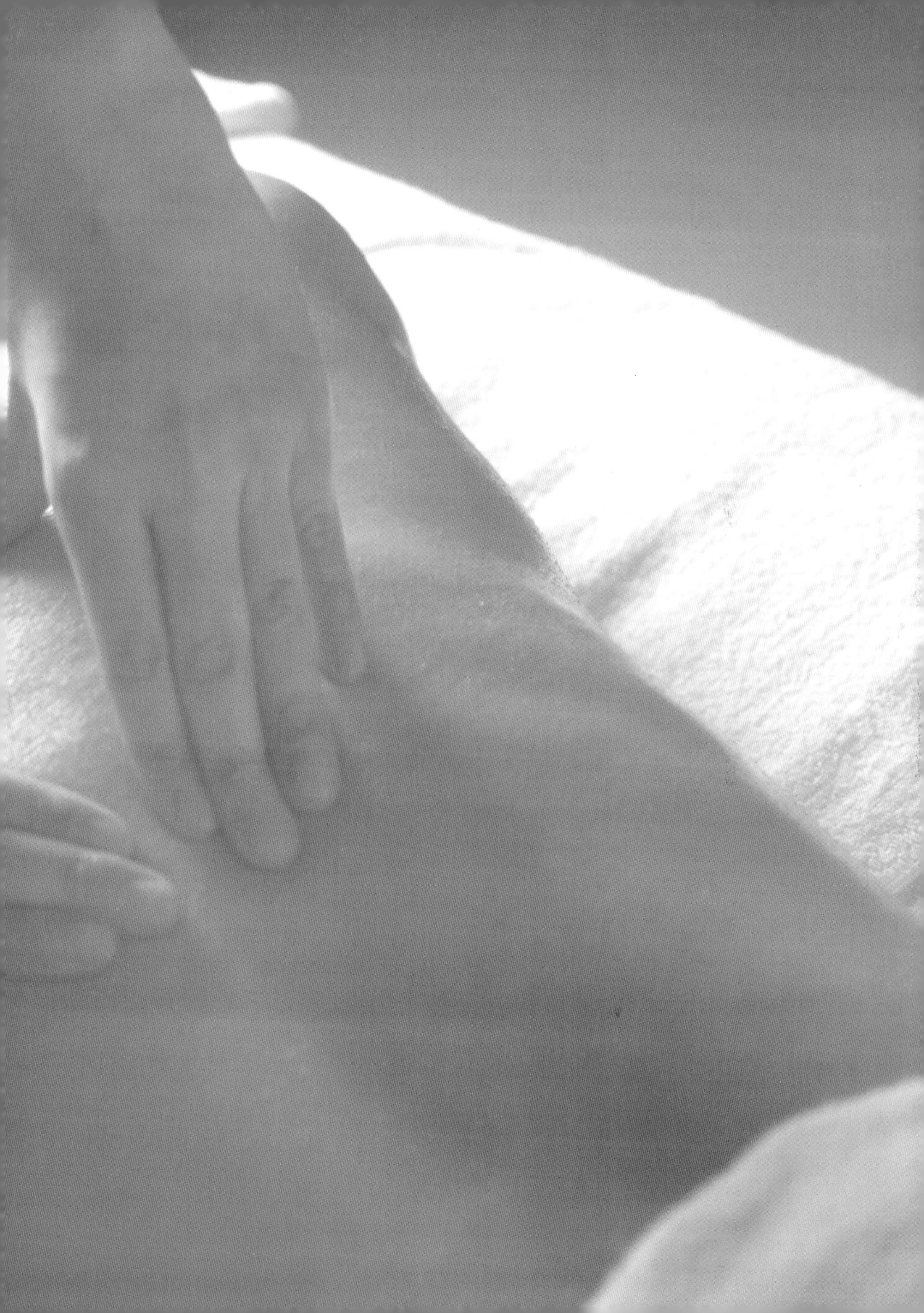

Aromatherapy

아로마 테라피

수정판

김연숙 · 김귀정 · 김미령 · 양현옥 · 윤미숙
이은경 · 장예선 · 정영애 · 최금주 · 허은영

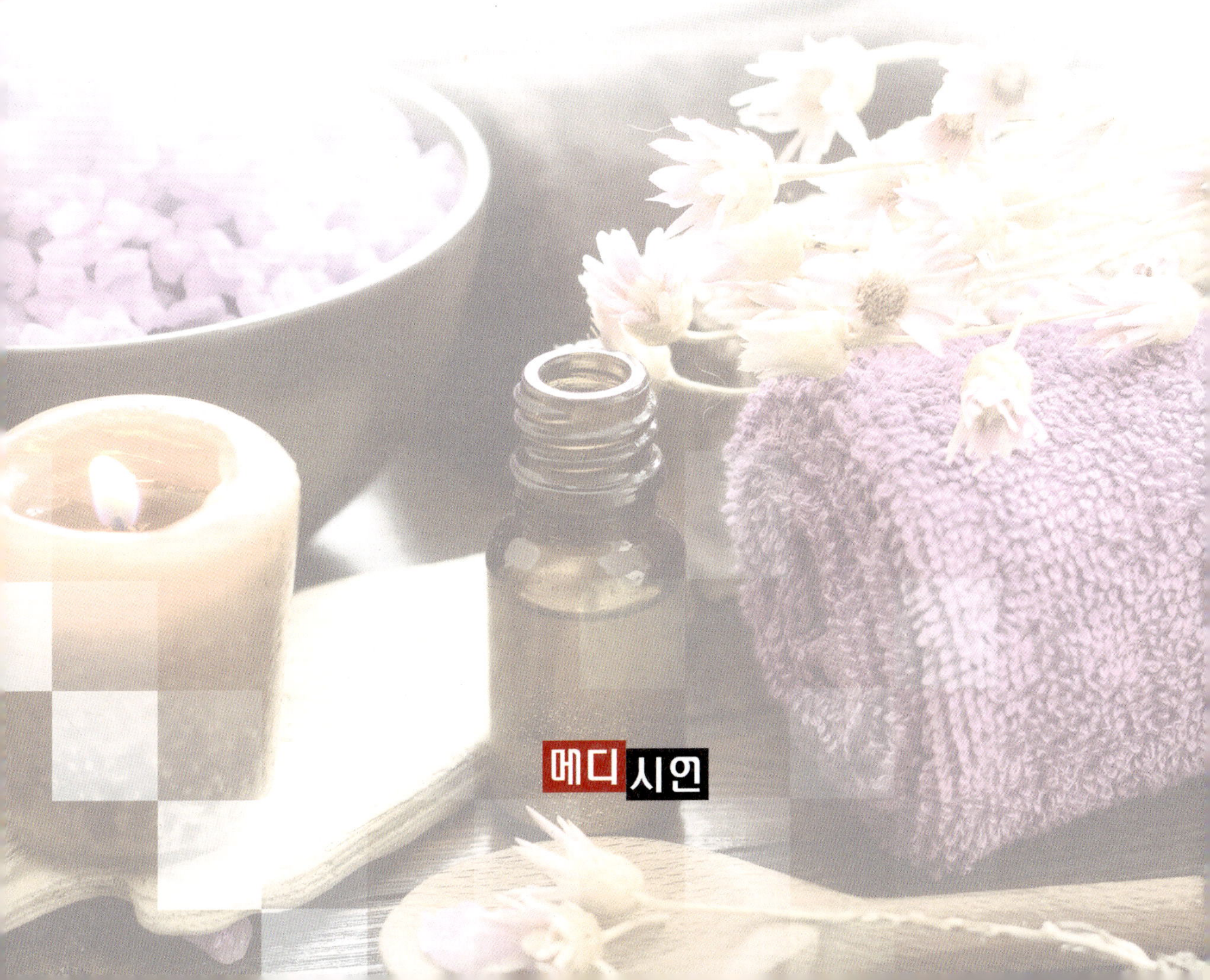

메디시인

머리말

인류의 문명만큼 아로마의 사용도 오래전부터 시작되었다. 아로마는 인간의 육체와 영혼을 치유하는 것으로 인식되었으며 인류는 생활 속에서 이를 즐겼다고 할 수 있다.

오랫동안 살균소독, 피부미용, 향수제조의 목적으로 사용해왔던 100%의 천연식물성 물질이 중추신경계와 내부장기에 적용하여 치료적 반응을 일으킨다는 사실이 밝혀지면서 유럽과 북미 각국에서 이에 대한 연구와 제품개발에 박차를 가하고 있다. 이미 1980년대 이후 아로마테라피에 대한 보급으로 각국은 대중적으로 관심을 가지게 되었으며 우리나라에도 1990년대 초에 소개되어 협회 및 학회 등을 통한 아로마를 연구하는 사람들이 나타나면서 뷰티산업 뿐만 아니라 의학계에도 많은 발전을 거두었다.

전문 아로마테라피스트가 등장하고 피부미용과 대체의학을 접목하며 그 활용성은 더욱 확산되었다. 대학 커리큘럼 개설과 함께 전문적 지식을 습득하기 위해 많은 노력을 기울이고 있으며 일반인들까지도 아로마테라피에 대해 많은 관심을 보이면서 아로마 관련 서적이 지속적으로 출간되고 있다. 그러나 아로마테라피에 대한 관련종사자들과 일반일들의 지식은 부족한 상황이라서 이에 대한 정확한 지식과 체계적인 정보 전달이 더욱 절실해졌다. 따라서 저자일동은 그동안 대학에서 아로마테라피에 대한 강의 경험과 아로마 관련의 각종 수집 자료를 공유하며, 이를 바탕으로 아로마의 기초부터 쉽게 이해하고 깊이 있게 학습하여 활용할 수 있도록 정리하였다.

본서는 총 7개의 Part로 구성되어 있으며, 첫 Part는 아로마의 역사, 아로마를 추출하는 식물, 향 물질의 기능, 향유의 추출방법, 향 물질의 구성성분, 아로마 관련 용어들, 향수, 향유 구입 시 주의 점, 향유 보관법 등 아로마의 기초 입문 편으로 구성하였다.

두 번째 Part부터는 각론으로 아로마테라피의 변천사, 아로마와 대체의학과의 연관성, 향 성분 물질의 흡수경로, 캐리어오일, 향장수, 아로마테라피 주의 점, 블렌딩 방법을 소개하여 실용적으로 활용할 수 있도록 하였다.

그리고 일반인들도 생활 속에서 누구나 쉽게 응용하여 사용할 수 있도록 증상(감기, 근육통, 두통료, 비만 등)에 따른 아로마치료법과 정유의 화학적 구성성분을 학습할 수 있도록 하였으며 아로마테라피 시 반드시 금해야 할 사항 등을 정리하여 소개했다.

이 책은 대학에서 피부미용을 공부하는 학생, 전문아로마테라피스트를 꿈꾸는 사람, 피부관리실 종사자, 아로마 관련 전문가, 향수 관련 화장품 회사의 연구진들에게는 참고도서로, 그리고 일반인들에게는 생활에서 건강관리에 유용한 실용도서로써 많은 도움이 될 것으로 기대한다. 오랜 시간 동안 자료정리 및 집필, 수 차례의 수정작업 등을 했지만 미흡한 부분이나 잘못 서술된 부분이 발견되어 필자들은 이에 대한 시정을 하기로 하고 지구문화사와 공동으로 개정 작업에 들어가게 되었다.

끝으로 이 책의 개정을 위해 힘써 주신 지구문화사 사장님을 비롯한 메디시언 주민기 실장님과 편집부 직원 여러분의 노고에 깊은 감사를 드린다.

무술년 새봄에
저자 일동

차례

Part 1. 아로마(Aroma)

Part 2. 아로마테라피

Contents

Part 3. 향유란 무엇인가?

Part 4. 증상에 따른 아로마테라피

Part 5. 정유의 성분

차례

Part 6. 아로마테라피와 금기 향유

Part 7. Essential Oil Safety Data

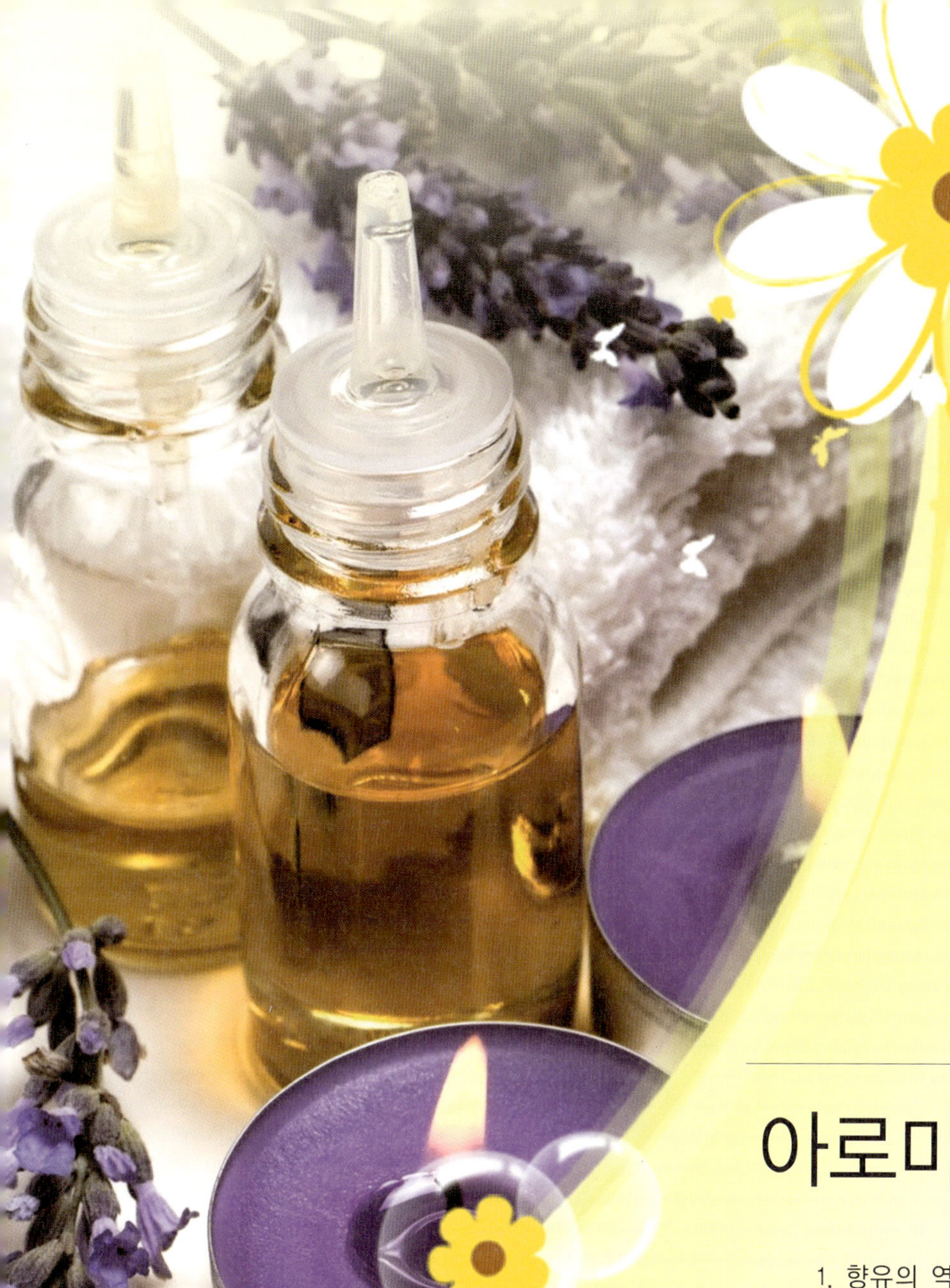

Part 01

아로마(Aroma)

PART 1

아로마(Aroma)

1 향유의 역사

인류의 문명만큼 향의 사용도 오래 전부터 시작되었다. 인류가 향유를 사용하기 시작한 것은 역사 이전의 일이며, 아마도 훈향이 그 시초일 것이다. 땔감을 사용하다가 어떤 나무를 태웠더니 향기가 남다르고 어떤 효과가 나타났으며 선사인들이 이를 놓치지 않고 나무 종류마다의 효과를 구전하였다. 또한 나무를 태울 때 나오는 수지를 모아 그 효과를 좀 더 연구하였을 것이다.

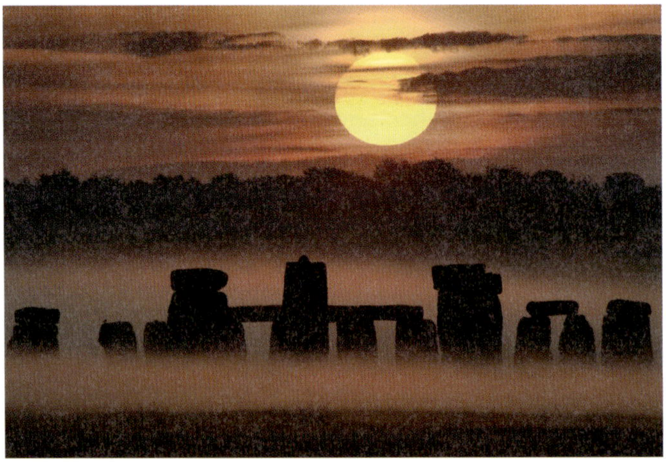

그림 1-1 해뜨는 스톤헨지

훈향의 발상지는 인도라는 것이 정설이다. 인도에서는 침향이나 백단 또는 그 밖의 열대성 향료식물들을 힌두교의 분향의식에 사용하였다. 이외에도 중국, 메소포타미아, 이집트 등의 고대 문명에 향료가 큰 공헌을 했던 것으로 기록되어 있다. 향료 중 대표적인 것이 유향과 몰약이었으며, 이것들은 신께 바치는 훈향, 나쁜 물을 마시거나 과식 후의 속병 치료, 거친 피부를 다스리는 피부약, 그 후에는 자신의 부를 과시하는 방향물질 등의 용도로 널리 사용되었을 것이다.

1. 선사시대

원시인들이 어떻게 향을 사용하게 되었는지는 밝혀지지 않았으나 동물의 행태를 모방했거나 특유의 향을 지닌 식물을 사용했으리라 추측된다. 이런 증거들은 수천 년 전으로 거슬러 올라가며 전 세계의 어떤 특정한 지역에 국한되지 않고 발견된다.

1975년, 이라크에 있는 대략 6만 년 전의 네안데르탈(Neanderthal)인의 유골 근처에서 야로우, 크냅위드, 그레이프, 히야신스, 매로우 에페드라, 시니카 등의 식물 추출물들이 발견되었고(Erichson−Brown, 1979) 이들 8 종의 식물들 중 7 종은 지금도 약품 원료로 쓰이고 있다(Griggs, 1981).

또한 2만 년 전으로 추정되는 프랑스 남부의 라스코의 동굴벽화에는 식물을 약품으로 사용한 것으로 추정되는 그림이 남아 있다.

2. 메소포타미아

기원전 5,500년경 메소포타미아 지방에 살았던 수메르인들은 약초를 치료에 사용하였다. 모계사회였던 수메르인 사회에서 의사 역할은 여성들이 담당했다. 그들은 아시프라고 불리는 무당과 아수라고 불리는 식물 채집자 겸 식물학자로 구성되었다(Lawless, 1994). 그들은 처방전, 식물이름, 조제방법, 처방용량 등에 관한 치료법이 적힌 점토판을 유산으로 남겼다(Erichsen −Brown, 1979). 약초의 용도 및 치료법을 기록 · 종합하였으며 증류법이 개발되기도 했다.

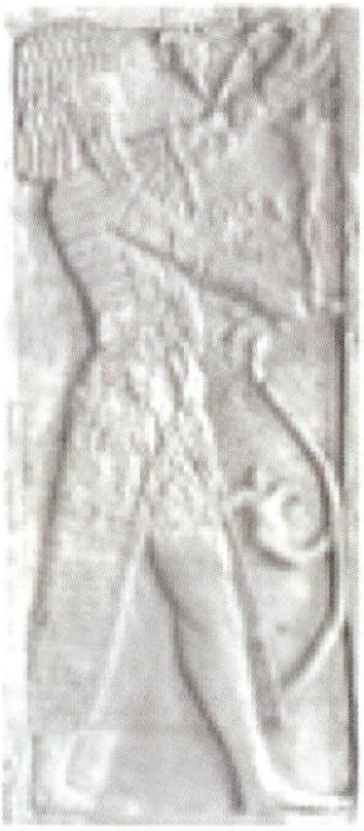

그림 1-2
제단으로 향하는 아시리아의 제사장.
손에는 신에게 바칠 식물을 들고 있다.
(루브르박물관)

길가메쉬는 그의 서사시에서 "장미와 같이 손을 찌르는 가시가 있는 식물이 있다. 당신의 손이 그 식물에 닿기만 하면 당신은 다시 젊어질 수 있다."라고 쓰기도 했다(Swerdllow, 2000).

바빌로니아에서는 병에 걸린 사람이 길거리에 서 있으면 다른 사람이 와서 묻는다. "어떤 병에 걸렸습니까?" "증세가 이러이러합니다." "아하, 나도 그런 병에 걸린 적이 있었는데 이러이러하면 낫습니다." "감사합니다."

아시리아에서는 200여 종의 약초를 의약, 화장, 미용, 종교의 용도로 사용하였으며 향유를 사용하였다는 기록이 전해진다.

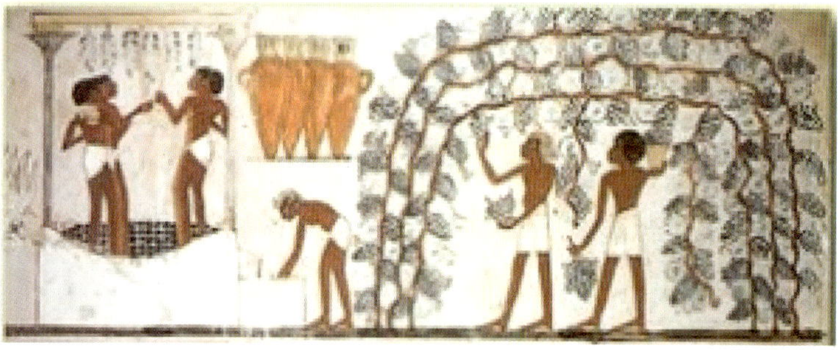

그림 1-3 포도 수확(이집트 벽화)

3. 이집트

이집트는 사막기후임에도 불구하고 해마다 일어나는 나일강의 범람으로 다양한 기후의 식물들이 자라나고 재배되었다. 나일강변에는 상류에서 내려온 아열대 및 고산식물들이 있었고 군데군데의 습지에는 연꽃 및 파피루스를 비롯한 습지식물들이 번성했다. 이집트인들은 이것들을 생활에 사용했다.

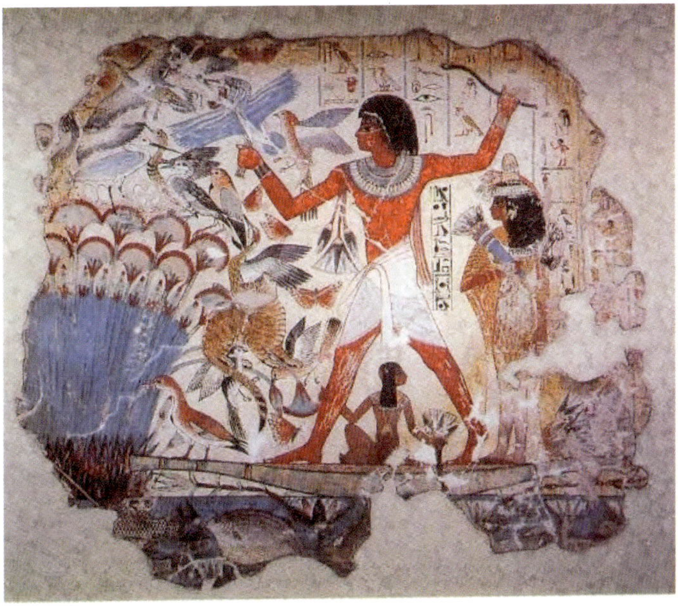

그림 1-4 나일강변 수풀 속의 매사냥(BC. 1400~1350)
향고를 머리에 얹은 여인도 보인다.

기원전 2,800년경 쿠푸왕 재위시기에 쓰인 파피루스와 기원전 2,000년경 작성된 또 다른 파피루스에는 "좋은 오일과 향수의 선택" 에 따라서 '고품질의 오일과 향료, 그리고 향의 선택이 사원의 신들을 기쁘게 한다.' 라는 내용이 담겨 있다.

이집트에서는 향 물질을 미용, 음식 보존, 의료 등의 용도로 사용하였다. 그리고 사제들은 주술, 훈향, 미라 제작 등에 여러 향 물질을 섞어서 사용하였고, 향 물질은 금 무게가격으로 물물교환이 되었다. 하트셉수트 여왕은 이 향료를 얻기 위하여 아라비아 반도에 군사들을 파견하여 전쟁도 불사하였다. 향료에 막대한 재원이 소모되어도 이집트인들은 향을 점점 더 소비하였고, 이후 과도한 향료의 사용으로 국가가 위기에 빠지자 파라오(Pharaoh)들은 계급에 따라 사용할 수 있는 향을 정하여 과도한 사용을 금지시키기도 하였다.

투트모스 왕 시대에는 프랑킨센스, 갈바눔, 이글우드 등이 질병의 증상을 치유하는 약품으로 사용되었다고 한다. 그 밖에도 미르가 건초열 치료에 쓰인다고도 하였다.

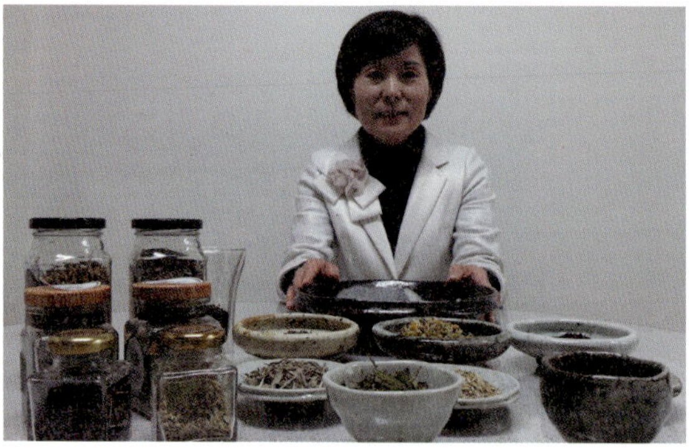

그림 1-5 투탕카멘 향수의 재현

1922년 투탕카멘왕(BC. 1361~1352)의 무덤이 공개되었을 때 향을 담은 설화석고(앨러배스터, alabaster) 용기들이 발견되었고 용기에서는 옅은 아로마의 향을 느낄 수 있었다. 이들 중 상당수는 유향이나 몰약과 같이 매우 값비싼 내용물들을 담고 있었던 것으로 추정된다(Steele, 1991). 그림 1-5는 투탕카멘의 향수 원료를 추정하여 모아 놓은 것이다.

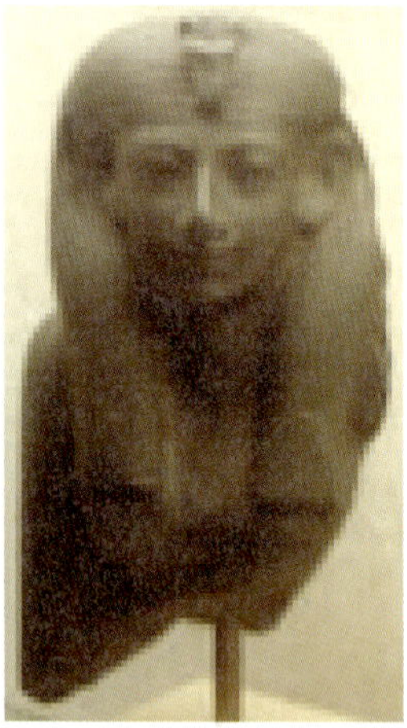

그림 1-6 하트셉수트 여왕

고대 이집트인들은 미라(mirra)를 만들기 위해 시체에 방부처리를 하는 과정에 아로마를 사용했다. 이들은 사체에서 뇌와 내장을 제거한 후에 시다와 미르 같은 향 물질로 사체 내부를 채웠다. 17세기 무렵에는 도굴된 미라들을 증류과정을 거쳐 약용으로 사용하기도 하였다 (Lerabre, 1990).

2009년에는 독일 본 대학의 팀이 하트셉수트 여왕의 미라를 발견했는데, 여왕의 이름이 새겨진 향수병 바닥에 말라붙은 액체 찌꺼기가 남아 있는 것을 발견했으며, 그 향수를 재건하겠다고 밝혔다.

향료의 이동로를 따라 막대한 수익을 올렸던 유다 왕국이나 페니키아 같은 나라는 부강해졌으며, 향료에 관한 이야기로는 성경을 비롯하여 솔로몬왕을 방문한 시바의 여왕 이야기 등이 있다. 시리아의 협곡에 위치하여 막대한 통행료를 차지한 페트라 왕국은 로마 제국에 의해 멸망할 때까지 극도로 번성하였다.

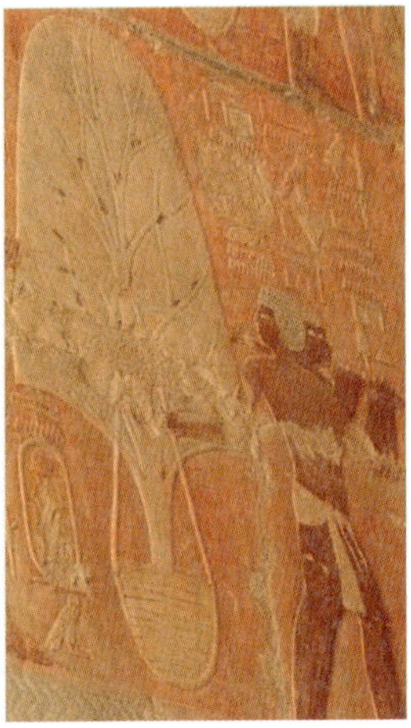

그림 1-7
이집트로 가져간 유향나무

알렉산더대왕이 오리엔트를 점령할 즈음에 그리스의 테오프라투스는 「식물에 관하여(Enquiry into plants)」라는 책에서 아로마를 지닌 식물의 사용법에 대하여 서술했고 라트라립테스(Latralyptes, 식물 및 아로마 오일을 사용하는 의사)가 생겨났다.

이집트의 마지막 여왕인 클레오파트라는 향으로 로마 장군 안토니우스를 유혹한 것으로 유명하다. 재스민 꽃잎을 무릎 높이만큼 바닥에 깔고, 재스민 향수로 머리를 감고, 카이피를 비롯한 온갖 향을 몸에 뿌리고 손닿는 곳마다 향수를 뿌리라고 명령하여 당대 최고의 장군을 자기편으로 끌어들였다.

4. 인 도

인도의 모든 것은 베다(Veda)로 집약되는데 베다란 산스크리트어로 '지식' 이나 '종교적 지식' 을 의미한다. 베다는 신화적 제식문학(祭式文學)의 집대성이자 우주의 원리와 종교적 신앙을 설명하는 철학 및 종교 문헌으로서 현존하는 성전 중 가장 오래된 것으로, 힌두 전통에 따르면 베다는 인간의 작품이 아니라고 한다.

베다는 리그베다(Rig-Veda), 사마베다(Sama-Veda), 아유르베다(Yajur-Veda), 아타르바베다(Atharva-Veda)등 4종류인데, 4종류는 아리아인이 제식을 지낼 때 제관(祭官)의 역할에 따라 구분한 데서 유래한다.

아유르는 '장수', 베다는 '지식' 이라는 뜻으로 지금의 생명(건강)과학을 의미한다. 발상은 약 3000년 전이며, 4개의 베다 중에서 가장 새로운 「아타르바베다」에는 수많은 의약이 등장한다. 진저, 코리안더, 프랑킨센스, 신나몬, 그리고 샌달우드 같은 향 식물을 포함하는 700여 종의 식물의 사용처에 대하여 서술하고 있다(Swerdlow, 2000). 그 후에 상키아(Sāmkhya)를 비롯한 철학의 영향을 받아 주술의학(呪術醫學)에서 탈피하여 B.C 500년 무렵에 '합리적 경험의학' 으로 완성되었다.

아유르베다에서는 3종의 도사(dosa), 즉 바타(vata:風), 피타(pitta:熱), 카파(kapha:冷)가 균형을 이룰 때가 건강한 상태라고 하였으며, 생약 등에 의한 균형을 도모하는 것이 치료의 원칙이어서 식이요법을 우선적으로 시행했다. 아유르베다는 식물을 "심장에 대한 최고의 축복이면서, 욕구에 대한 최선의 구제책"으로 규정하고 있다.

인도는 향료의 나라이며 향의 나라이다. 전통적인 커리(curry) 냄새는 인도 특유의 것으로서 일찍이 아라비아로 전파되었으며, 넓은 지역 곳곳마다 향신료가 넘쳐났다. 초기부터 아라비아나 동남아시아와의 무역로가 개척된 인도 남부 케랄라(Kerala) 주는 향신료의 천국이며, 현재도 세계에서 가장 큰 향신료 시장을 갖고 있다.

5. 그리스

역사 전의 그리스에는 여러 민족이 정착했었으며, B.C 2,000년 경의 마케도니아인들이 나무를 증류했던 흔적이 발견되었다. 도리아와 이오니아인들이 정착한 후 이집트 및 메소포타미아 문명의 영향과 미노스 문화를 이어받아 신전을 짓고 향유를 사용했으며, 신에게 훈향했다.

그리스는 탈레스(B.C 624~546) 이후 인본주의가 발달하기 시작하였다. 만물의 근원은 물이라며 변화하는 만물에 대한 불변의 근원을 찾기 시작하였고, 이 생각은 후에 히포크라테스의 4진액설로 이어진다. 탈레스는 형이상학을 설파하였고, 신들을 올림푸스 산으로 밀어냈다는 평을 받았다. 펠로폰네소스 전쟁 와중에 아테네에 역병이 돌자 히포크라테스는 훈향을 하여 전염병을 퇴치하려 하였으며, 물 · 불 · 공기 · 흙의 4가지 체액론과 에우크라지에(eukrasie) 및 디스크라지에(dyskrasie)의 병인론을 설파했다.

히포크라테스(기원전 460년경 생존)는 의학의 아버지로 불린다. 그는 "아로마 목욕은 특히 여성의 질병에 도움이 되고 기타의 다른 상태에도 도움이 된다." 라고 기록했다. 히포크라테스는 정신 · 신체적 이상상태의 원리를 설파했으며, 인간의 신체를 낫게 하려면 인간 전반에 대한 지식이 필수적이라고 했다.

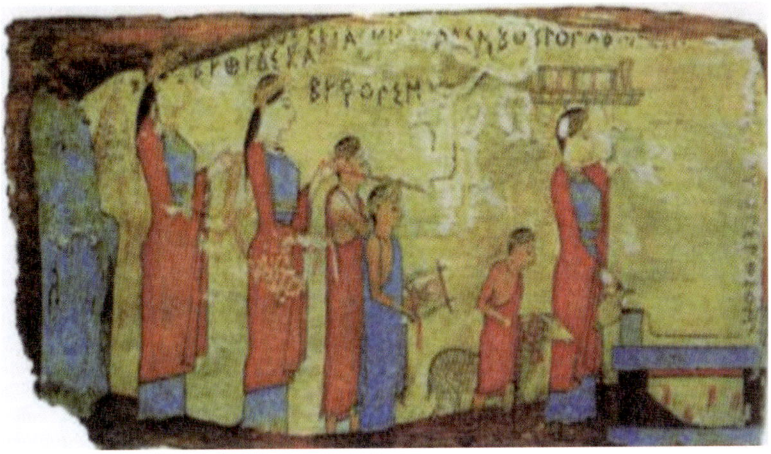

그림 1-8 신전에서의 훈향

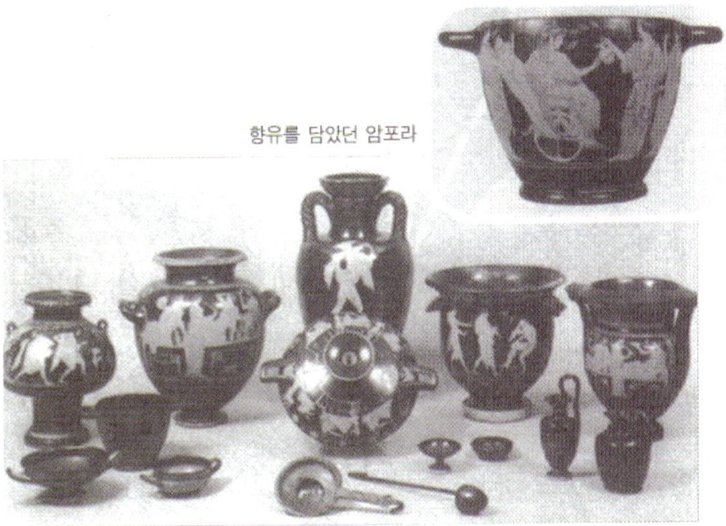

그림 1-9 향유를 담았던 암포라

그는 또한 아로마가 항균성분을 가지고 있어서 악성 전염병이 유행했을 때 전염병의 예방과 전염 방지를 위해 사람들에게 아로마를 지닌 식물들을 사용할 것을 권고하였다. 또한 "식물의 성장은 의학의 발달에 완벽하게 상응하는 예를 제공해 준다." 라고 했다(Chadwick C MAnn).

냄새는 사회 계층을 표현한다고 긍정적으로 받아들인 소크라테스에 반하여 플라톤은 향유를 우유부단한 사람들이나 매춘부들이 사용하는 것이라며 배척했다. 플라톤은 충동 · 감각적 욕망을 추구하는 것은 정욕(epithymetikon)이며, 사람이라면 육체와 결합되지 않은 순수함(이성, logistikon)을 추구해야 한다고 역설하고 향수와 후각을 무시했다. 아리스토텔레스도 이 견해를 무시하지 못했다.

아리스토텔레스의 밑에서 수학한 테오프라스투스는 아로마를 지닌 식물의 사용법을 서술한 「식물에 관하여」를 저술했다. 스승의 생물 연구를 식물 연구로 확대하여 분류법을 구사함으로써 식물학을 확립시키고, 후에 '식물학의 아버지' 로 불리게 되었다.

그 당시에 사람들은 아로마 오일을 사용하는 의사들을 라트라립테스라고 불렀다. 또한 카이피(kyphi)에 대해 "사람들을 잠들게 하고 불안을 누그러뜨리며 즐거운 꿈을 꾸게 한다." 라고 언급하였다. 또 재스민 향이 밤에 더욱 짙어진다는 것을 발견했다.

6. 로 마

로마에 정복당한 후 클라우디우스 황제에게 헌정된 그리스 출신 의사들의 의학 지침서에는 식물의 구별법과 채집 및 보관법에 대한 상세한 지침이 적혀 있다.

로마 제국이 지중해 연안을 평정한 후 동방에서 들어오던 비싼 향료는 모두 로마인의 손을 거치게 되었고 이에 아라비아인들은 인도와 중국,후에는 신라에까지 뱃길을 열어 향의 교역을 시작했다. 막대한 이익이 로마로 들어갔으며, 동방의 향은 로마사람들을 매혹시켰다. 경기장에서 관중들은 경기에 몰입하고 흥분상태를 유지하기 위해서 장미향수를 뿌렸다. 네로 황제도 왕비의 장례식에 대량의 향수를 뿌렸다.

소아시아에서 태어난 디오스쿠리데스(Dioscorides)는 네로 황제시대 군의관으로서 세계 각지를 돌아다니며 얻은 지식으로 「의학 재료(Materia Medica) 라는 5권의 저서를 남겼다.

이 책은 서양 본초학의 기초가 되었고, 그 당시 사용된 700여 종의 식물에 대한 기술과 도판을 포함하고 있다. 여기에 포함되어 있는 아로마는 바질, 버베나, 카더몬, 로즈, 로즈마리, 갈릭 등이다. 각 장마다 식물의 그림과 그에 관한 서술로 시작되며, 부적절한 사용에 대해 주의 깊게 열거했다.

소아시아 페르가모 출신인 갈렌은 검투사들의 치료에 뛰어난 능력을 인정받아 마르쿠스황제(AD. 130~200)의 주치의로 임명되었으며, 지속적으로 방향 오일을 사용하였다. 그는 돼지와 원숭이를 해부용으로 실험하여 서양 해부학의 기초를 만들었으며, 이는 1,400년 동안 변하지 않았다. 또 갈렌은 히포크라테스의 진액설을 더욱 발전시켰으며, 그도 역시 식물체계 분류방법을 도입하였다.

그의 유명한 저서에서 갈렌은 다양한 약초들을 서술함은 물론이고 시나몬과 같이 서로 다른 약초들의 등급을 제시하였고, 또한 중국이나 아유르베다 의학과 유사한 방식으로 식물이 지닌 에너지에 대한 분석표를 작성하였다.

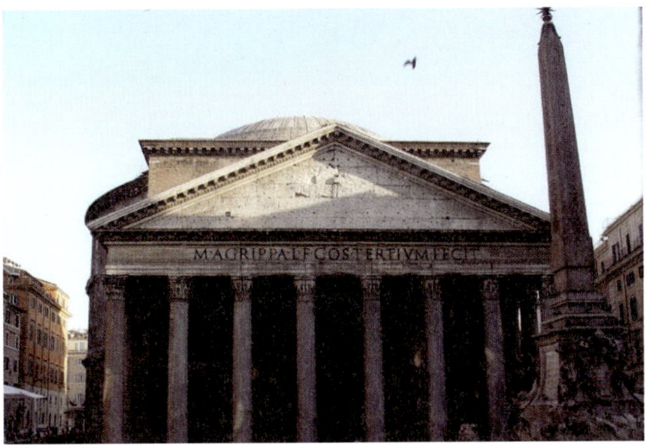

그림 1-10 판테온 신전

로마 전성시절의 부유한 로마인들은 각 지역에서 들어온 향료를 향유했으며, 목욕탕은 부를 과시하는 장소이기도 했다. 로마인들은 그리스인들에 비해 향료나 오일을 사치스럽게 사용했는데, 세 가지 종류의 향을 주로 사용했다.

메소포타미아의 영향을 받은 고형 연고인 레이디스 마타(ladys mata), 아로마 오일인 스티마타(stymmata), 향 가루분인 다이아파스마타(diapasmata)를 몸과 머리, 옷, 침대에 사용하였다. 마사지와 목욕 후에도 많은 양의 아로마 오일이 사용되었다.

로마의 공중목욕탕은 4 코스로 이루어졌다. 한증막으로 땀을 빼는 수다토리움(Sudatorium)을 거쳐서 미온욕실, 따뜻한 샤워를 하는 테피다리움(Tepidarium), 냉수욕을 하는 프리지다리움(Frigidarium)을 지나면 웅크타리움(Unctarium,향유실)에서 장미, 수선화, 백합의 향내가 담긴 유지를 발랐다고 한다.

서로마 멸망 이후 기독교를 주축으로 한 질서가 잡혀 가면서, 신의 위치는 확고해졌고, 인간의 욕망은 절제되었다. 초기 기독교 시대에는, 감각적 즐거움을 고조시킨다는 이유에서 아로마를 이단시하기도 했다. 6세기 말에 교황 그레고리우스는 모든 형태의 물질적 의료행위를 금지하는 법률을 통과시켰다. 이것이 아로마 요법의 역사에 있어서 기록된 첫 번째 수난이다. 아테네에 있는 철학 학교는 폐쇄되었고 갈렌과 히포크라테스, 디오스쿠리데스의 연구 업적들은 비밀리에 시리아로 옮겨지게 되는데, 여기서 이샤크 알리바디가 엄청난 양의 금을 주고 이를 아랍어로 번역하였다.

7. 오리엔트 아라비아

기독교 이전시기(pre−Christian era)에 유대인 여성들은 미르와 유향을 포도주에 섞어 마시며 고통을 마비시키는 효과를 얻고자 했으며, 이를 고문받는 사람들에게 주기도 했다. 아기 예수가 탄생할 때에 세 명의 동방박사는 유향과 몰약 및 황금을 바쳤다. 이 당시에도 향유 한 병은 당시 노무자의 한 달 임금과 맞먹는 비싼 물건이었다.

콥트 시대의 이집트에서는 여러 학문이 알렉산드리아에서 꽃을 피웠으며, 여러 종파의 사원에서 향을 피웠다. 이슬람인들이 지중해로 뻗어 나가면서, 그리스와 로마의 유산들이 이슬람문화에 흡수 · 발전되었고 9세기경에는 바그다드에 약국이 개업했다. 아랍인들은 중국에서 건너온 제지 기술로 다량의 지식을 축적 · 전파할 수 있었으며, 식물학을 비롯한 여러 방면에서 학문적 발전을 성취했으며 약품의 대량생산 및 공급도 가능하게 되었다.

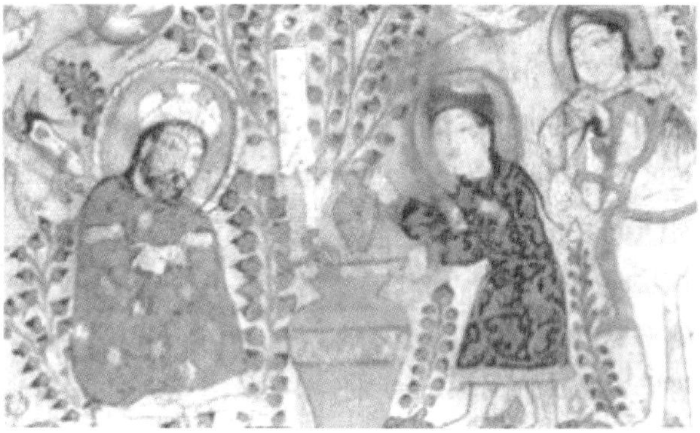

그림 1-11 약을 제조하는 이슬람 약사

훌륭한 이슬람 의사들도 나타났다. 대표적인 사람이 아비센나(Avicenna)인데 그는 지금의 우즈벡 지방에서 태어나 동서양의 모든 학문을 섭렵했으며, 20대에 궁중의사가 되고 그 후에 「의학의 규범(Canon of Medicine)을 집필했는데, 이 저서는 오래도록 의학의 표준 교과서로 사용되었다. 이책에는 700종의 의학식물과 이로부터 추출할 수 있는 약물에 대한 기록이 실려 있다. 그는 또 최초의 증기증류법을 고안했다고 한다.

8. 유 럽

중세의 유럽은 기독교계의 암흑기였고, 잦은 전쟁과 페스트로 많은 인구가 감소된 시기였다. 그리스와 로마의 문헌들은 매장당했다. 환자들은 수도원으로 몰려들었는데 수도원은 넓은 텃밭에서 약초를 재배했으며, 나중에는 환자들을 위한 병상도 마련했다. 빙겐의 대수녀원장인 성 힐데가르트는 식물의학에 관한 4권의 저서를 남겼다.

십자군 원정으로 아라비아의 문물이 도입되면서 아로마도 도입되었다. 중세인들은 질병을 나쁜 공기로 인한 것이라고 규정하고 좋은 공기 속에 있으면 질병이 없어진다고 믿었다. 런던의 장갑 제조업자들은 자신들이 만드는 물품에 향유를 첨가하는 특허를 얻었는데, 장갑에 에센셜 오일을 첨가하던 제조 관행은 이후에 페스트로 인한 대재앙 기간 동안에도 수많은 장갑 · 향수 제조업자들이 살아남게 된 이유라고하는 이야기가 전해진다.

이 장갑은 동양으로부터 수입된 고체 향수가 담긴 향 상자와 향료 같은 향고가 담긴 포마드와 함께 귀족 계급들 사이에서 큰 인기를 누렸다.

1100년경에 북부 이태리에서 처음으로 알코올 증류에 성공하면서 향수를 만들기 시작하였고, 1370년에 알코올을 사용한 첫 향수인 헝가리 워터(Eau de la Reine Hungaria)가 만들어졌다. 처음은 순수하게 로즈마리 추출물로만 만들었으나 후에 라벤더와 마조람을 첨가해서 만들게 된다.

동로마 제국이 멸망하면서 동방과의 교류가 단절되었다. 그러나 신대륙이 발견되면서 담배, 초콜릿, 감자 등 새로운 문물이 들어오기 시작했다.

파라셀수스(Paracelsus)는 1493년 스위스 취리히 지방에서 출생했다. 그의 아버지는 의사였지만 그가 의학교육을 완전히 이수했는지는 확실치 않다. 그는 이 대학에서 저 대학으로 방황하면서 끊임없이 불만스러워했다. 그는 방황하다가 타타르족과 함께 살았고, 여기서 약초의학을 접하게 되었으며 사형집행인으로부터 해부를 배웠다.

그는 갈렌과 아비센나의 업적을 부인하고 식물로부터 어떤 활성적인 성분을 분리해 내는 것이 의학 진보를 위한 관건이라고 생각하고 이를 가능하게 하는 것이 연금술이라고 믿었다(Griggs, 1981). 파라셀수스는 활성적인 성분의 추출 · 분리에 자신의 온 생애를 바쳤으며 의약품의 처방에도 큰 관심을 가지고 있었다. 예를 들어 식물은 그 특정한 생김새나 서식기를 통해 도움을 줄 수 있는 인체의 특정 부위를 지지해 준다고 믿었다. 그가 남긴 의학 관련 서적들(14권의 두꺼운 책들)은 파라셀수스가 의식적으로 약초를 사용하였으며, 그 결과에 있어서도 매우 성공적이었다는 사실을 분명하게 보여 준다. 파라셀수스는 최초의 약사로 여겨지며, 제약회사들의 '수호성인' 으로 추앙된다.

과학혁명이나 계몽주의나 산업혁명 중에는 주로 지성이 강조되었다. 플라톤이 그랬던 것처럼 인간의 이성을 발전의 진정한 원동력으로 여겼고 감성이나 모든 육체적인 것은 경멸했다.

후각이라면 주로 체취와 구취를 연상하던 플라톤에서 시작하여 칸트로이어지는 전통적인 견해 때문이었다. 데카르트(1596~1650)가 "나는 생각한다, 고로 존재한다."라며 인간은 기계이고 마음과 몸은 아무 관련이 없다고 주장했으며 이 와중에 '영(靈)'의 개념은 서서히 사라져 갔다. 이러한 과정에서 아로마성 복합물질이 뇌를 통해 신체에 영향을 준다는 사고방식은 부정되었다.

대륙의 사상과는 달리, 모든 지식의 근원을 감각에 두고 있었던 영국의 경험주의는 다른 모든 감각들과 아울러 후각의 중요성을 인지하고 있었다. 영국의 초기 약초 전문가 중 한 사람인 터너는, 머그워트와 리버워트 등과 같이 식물의 사용처를 쉽게 알 수 있도록 식물명에 대중적인 이름을 붙였다. 재미있는 일은 섹스피어의 사위인 홀은 예능 석사학위가 전부였는데 의사로 자처하였다. 홀은 300가지가 넘는 식물들을 이용하여 의술을 "수행"하였으며, 178가지의 사례에 대한 기록을 남겼다.

영국 국회는 1512년에 첫 번째로 의약품 처방과 판매에 관한 법률을 제정하였다. 6년 후에 런던 왕립의과대학이 설립되었다.

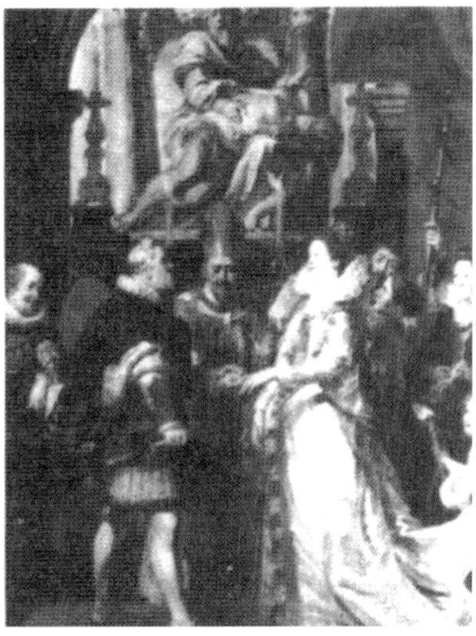

그림 1-12 카트린느 드 메디치

1560년 이태리인 톰파렐리는 메디치가의 몰락 후 프랑스로 건너와서 화장유와 화장수를 그라스(Grasse)에서 생산하기 시작했으며 이후 가죽제품을 가공하기 위한 향유의 사용이 유럽으로 번져 나갔다. 페스트의 전염에서 그라스가 안전하였다는 일화도 여기에서 생겨났다.

톰파렐리는 훗날 프랑스 왕비가 되었으며, 메디치 가문의 문화를 프랑스로 전파하는 데에 큰 역할을 했다. 17세기는 허브 연구가 가장 왕성한 시기였다.

약초 전문가 쿨페퍼(W. Culpeper)는 1660년에 「약초 백과사전」을 출간했으며, 1700년대에는 에센셜 오일이 의학계에서 광범위하게 사용되었다. 셀몬의 저서 「완전한 영국의사」에는 시나몬, 라벤더, 레몬, 클로브, 운향풀(rue)이 다른 약초들과 함께 열거되어 있으며, 약초를 이용해서 "모든 영혼과 자연, 정령, 동물들을 즐겁게 하고 만족시키는" 방법들이 소개되어 있다.

유럽에 향수 열풍이 불자 1770년 영국 의회에서는 "향수 · 분 또는 화장품을 이용해서 국왕이 신하를 유혹, 통정하거나 그와 결혼하는 여자들은 모두 마녀와 창녀를 처벌하는 법의 저촉을 받게 될 것이며, 따라서 그들 사이의 결혼은 법률상 무효임을 선고받게 된다."라고 규정한 법령을 선포하기도 하였다.

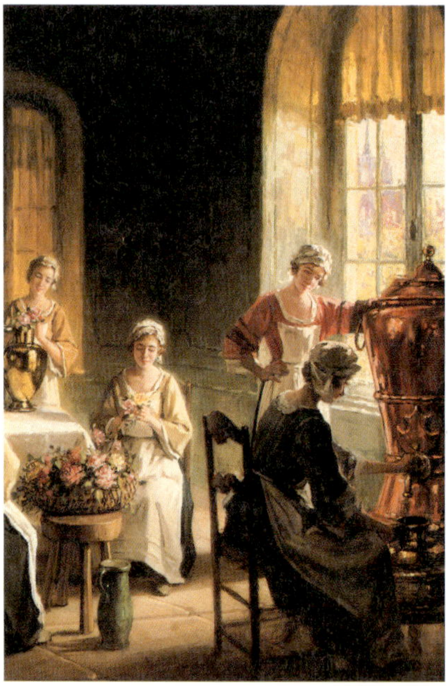

그림 1-13 Albert Sorkau의 〈향수만드는 사람들〉

뒤이어 미국에서도 뉴욕의학저널에 "성행위 기구와 귀, 코, 목구멍과의 연결관계"에 대한 논문이 발표되었는데, 향수를 "외설스러운 생각을 자극하는" 의도에서 사용되는 것이라고 비난했다(Dovney, 1913). 이런 관점에서 악취와 질병의 위험을 함께 없앨 수 있는 "항-유해 악취제"를 찾는 열기가 확산되었다. 급기야는 정화작용이 있다며 불을 지피기까지 했고 결국 표백제 같은 소독제들이 발견된다(1788).

18세기에 이르러 가우프(Gaupp)라는 의사가 "육체의 질병은 물질적인 치료제들보다 정신, 즉 감정에 의해서 보다 쉽게 완화될 수 있다."라고 했다. 르네상스 이후로 많은 사람들이 금을 찾아 연금술을 시행했으나 금은 찾지 못하였고, 대신에 엄청난 화학 분야의 발전을 이룩하였다. 1825년에 쿠마린(coumarine) 발견, 1868년에 쿠마린 합성, 1891년에 멘톨(menthol) 합성 등의 성과가 있었다.

1890년대 후반에는 제라니올(geraniol)과 시트로넬롤(citronellol)과 같은 성분들이 밝혀졌다. 1882년 발간된 휘틀러의 「물질의학과 치료」에는 향유에 대한 과학적인 평가가 처음으로 언급되었다.

산업혁명과 과학혁명이 뒤따랐으며, 그 후 수많은 향유의 효능이 분석되었고 식물의 치료적 효능을 가진 성분들을 확인하고 분리하는 작업이 중요하게 간주되었다. 19세기 이후로는 압착법과 유기용매에 의하여도 향료가 추출되었으며 이 시기에 합성향료도 출현하게 되었다.

2 아로마를 추출하는 식물들

우리에게 익숙한 라벤더와 로즈마리를 비롯하여, 지구상에는 약 35만 가지의 식물종이 있으며, 이들은 대략 조류(藻類) 3만여 종, 선태(蘚苔)식물 2만 2,500여 종, 양치(羊齒)식물 1만 500여 종, 겉씨식물 800여 종, 속씨식물 25만여 종으로 구분된다. 그 중 1차 자원식물은 3,000여 종이고, 아로마를 추출하는 2차 자원식물은 보통 향 식물이라 불리며 600여 종이 있다고 추정된다. 이 중에서 상업적으로 유용한 향 식물은 대략 300여 종으로 이들 식물에서 향료나 정유를 추출하고 있다.

식물들은 각각의 이름과 형상이 있다. 예를 들어 참나무라 하면, 우리는 참나무의 모습을 떠올릴 수 있다. 소나무도 그렇고 향나무도 그렇다. 부가적으로 그 나무의 냄새도 떠올릴 수 있다. 또한 같은 소나무라도 키가 크거나 작은 것, 줄기가 굽거나 곧은 것 등의 형태로 소나무를 구분할 수 있다. 장미의 경우에는 꽃잎의 색에 따라 구별하며, 라벤더의 경우에는 냄새와 모양이 조금씩 다른 것으로 구별하며, 로즈마리의 경우는 냄새와 정유의 성분으로 구별하기도 한다. 일반적으로 소나무나 장미라고 하면 소나무나 장미로 통용되기도 하지만, 그 성격을 키가 크고 곧다거나 빨갛다고 규정해야 좀 더 정확한 인식이 가능하게 된다. 향유는 식물에서 추출하는 것이므로 식물의 상태에 따라서도 그 질이 달라지지만, 같게 보여도 종이 다른 식물들은 다른 정유를 생산할 수밖에 없다. 그래서 정확한 식물명을 정하는 것이 필요하다.

거의 모든 식물은 식물 분류법에 따른 고유의 이름을 가지고 있다. 계(界, kingdom)-문(們, division or phylum)-강(綱, class)-목(目, order)-과(科, family)-속(屬, genera)-종(種, species)의 체계에 의한 분류법에 따른 것인데, 보통 속-종의 이름만 사용해도 그 식물의 정확한 실체를 파악할 수 있게 된다. 이 명명법은 중요한데, 종에 따라 향취와 효능이 다르기 때문이다.

향 식물 생산자가 속임수를 쓰지 않는다면 이 이름만 확인해도 올바른 오일을 구입할 수 있을 것이다. 또한, 향 식물은 여러 종에 걸쳐 분포하고 있으며 속, 종과 추출 부위가 비슷하면 향취와 효능은 크게 다르지 않다고 여겨진다.

check point

식물의 표기법은 식물을 라틴어의 이탤릭체를 사용하며, 속(첫 글자만 대문자)-종(소문자)으로 표기한다. 이 방법이 국제 규약이지만 강제력은 없으며, 이 책에서는 이후에는 이탤릭체를 배제할 것이다.

Lavandula angustifolia (라벤더) - Labiatae (꿀풀과)
Thymus vulgaris (타임) - Labiatae (꿀풀과)
Rosmarinus officinalis(로즈마리) - Labiatae(꿀풀과)
Anthemis nobilis(카모마일 로만) - Compositae(국화과)
Matricaria recutita(카모마일 저먼) - Compositae(국화과)
Salvia sclarea(클라리세이지) - Laviatae(꿀풀과)
Salvia officinalis(세이지) - Laviatae(꿀풀과)

식물의 품종 개발과 함께 어떤 특성만을 더욱 증가시킨 식물의 경우에는 다른 명명법이 더욱 필요한데, 아종(subspecies, subsp.로 표기함), 변종(variety, var.로 표기함), 화학종(chemical species, CT로 표기함), 교배종(hybrid, x로 표기함) 등이 있다.

Citrus aurantium subsp. bergamia(C. bergamia) (버가못)
Cananga odorata(C. odoratum) var. odorata (일랑일랑)
var. macrophylla (카낭가)
Rosmarinus officinalis CT cineol(로즈마리 시네올 형)
Citrus aunntium var. amara(bitter orange 비터오렌지)
Lavandula. x intermedia(라반딘)
Mentha x piperita(페퍼민트)
Citrus x paradisi(자몽)
Rosa x dmascena(로즈)

정유(精油)는 각 식물의 특정 부위에서 추출하는 것이 보통이지만 허브에서는 식물 전체를 사용하는 것도 가능하다. 라벤더는 보통 꽃에서 정유를 추출하지만, 라벤더 허브를 모두 사용하여 정유를 추출할 수도 있다. 물론 질은 저하되고 가격도 낮아질 것이다. 비터오렌지(bitter orange)의 경우는 꽃과 나뭇잎 및 잔가지, 오렌지 과피의 세 부분에서 정유를 추출한다. 여기에서 각각 다른 정유인 네롤리, 프티그레인, 오렌지를 얻는다.

식물의 각 부위에는 식물의 성장과 생식에 필요한 영양소, 식물의 근간을 이루는 구조적 성분 같은 1차 대사물과, 식물의 기능을 주로 담당하는 제2차 대사물질인 아로마 같은 성분들이 있다. 아로마 성분은 소낭포에 저장되어 있으며 이 소낭포는 손으로 스치거나 필요한 경우에 터져서 외부로 유출되기 때문에 로즈마리 허브를 손으로 문지르거나 스치면 그 향이 손에 묻거나 발향되어 향을 맡을 수 있게 된다. 아래는 카모마일과 라벤더의 소낭포 그림이다.

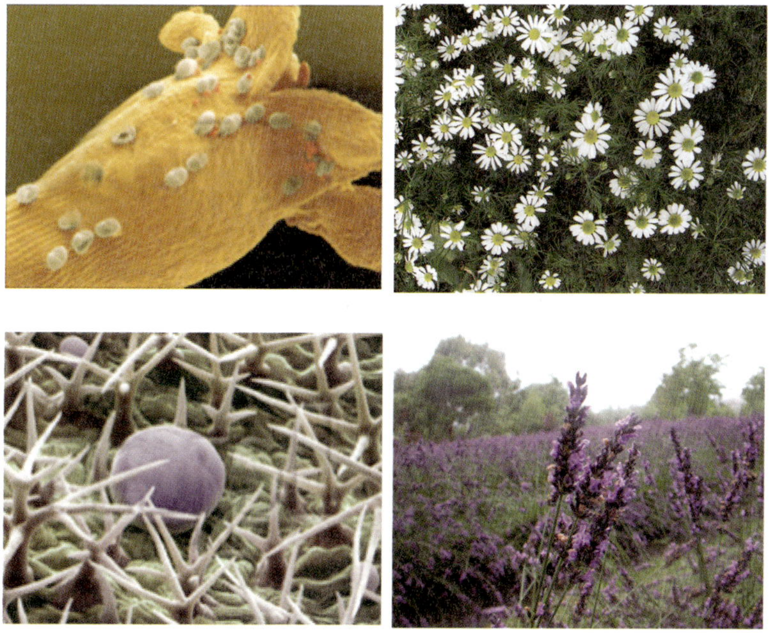

그림 1-14 카모마일 로만(위)과 라벤더(아래)의 소낭포

표 1-1 추출부위

추출부위	예
Flowers : (꽃)	로즈, 네롤리, 라벤더, 카모마일, 클로브, 재스민, 임모텔(immortelle), 일랑일랑
Leaves : (잎)	티트리, 멜리사, 로즈마리, 유칼립투스, 바질, 팔마로사, 프티그레인, 라벤사라
Grasses(풀잎)	레몬그라스, 시트로넬라, 파출리
Seeds(씨)	블랙페퍼, 휀넬, 캐롯, 코리안더, 안젤리카
Fruit peels(과피)	오렌지, 레몬, 자몽, 만다린, 버가못
Dried fruit(말린 과일)	카다몸, 메이창
Cone(솔방울)	사이프레스
Heartwood(목심)	샌달우드, 시다우드, 테레빈, 파인
Bark(가지)	시나몬, 버취(birch), 카유풋
Resins(레진, 송진)	유향, 몰약, 벤조인
Roots/ Rhizomes(뿌리/ 덩이뿌리)	진저, 베티버, 안젤리카, 발레리안
식물전체	바질, 제라늄, 라벤더. 페퍼민트, 로즈마리, 타임
한 식물에서 여러 가지 오일을 추출하는 경우	• 비터 오렌지 (Citrus aurantium var. amara) – 프티그레인Petitgrain, 가지), 네롤리(Neroli, 꽃), 비터 오렌지(bitter orange, 과피) • 시나몬 (Cinnamomum reyionicum) – cinnamon bark, cinnamon leaf. • 클로브 (Syzysium aromaticum) – clove bud (flower bud), clove stem and clove leaf.

3 향 물질의 기능

식물의 성장 · 영양 · 구조에 작용하는 물질을 1차 대사물이라고 하며, 호르몬 · 페로몬 · 항균 · 면역 등에 관계된 향 물질은 2차 대사물에 포함된다. 페로몬을 가지는 곤충을 제외하면 동물에서의 향 물질은 극히 제한된 종에서만 발견되는데(사향노루, 사향쥐, 사향고양이, 향유고래), 이 동물들은 남획으로 인해 거의 멸종 위기에 직면하고 있다.

1. 식물에서의 향 물질의 기능

① 식물끼리의 경쟁에서 우위에 서기 위해서(카모마일, 쑥)

② 자가 치료를 위한 항균, 항염증, 상처 회복효과를 위해서

③ 미생물로부터 자신을 보호하기 위해서

④ 곤충, 동물에게 먹히지 않기 위해서(향이 강해서).

⑤ 생식을 위해서 (곤충을 유인한다. 페로몬은 나비의 성 호르몬을 활성화하는 등 상대방의 대사를 변화시킨다.)

⑥ 수분의 손실을 막기 위해서

식물에서 정유를 추출할 때 그 추출량을 결정하는 요인은 여러 가지가 있으나, 변하지 않는 원칙은 향 물질이 많으면 추출량이 많아진다는 것이다.

2. 아로마 향의 추출량을 결정하는 요인

① 파종 시기

② 수확 시기

③ 성장 시기 동안의 기후 변화

④ 농법(유기농, 비유기농)

⑤ 오일의 추출방법

식물과 지역에 따라 추출량이 달라지거나 정유가 많이 생산되면 가격이 싸질 것이고, 적게 생산되면 비싸질 것이다. 그림 1-15는 1kg의 정유를 생산하기 위하여 장미는 8,000kg이 필요하며 라벤더는 250kg 정도가 필요하다는 것을 보여준다.

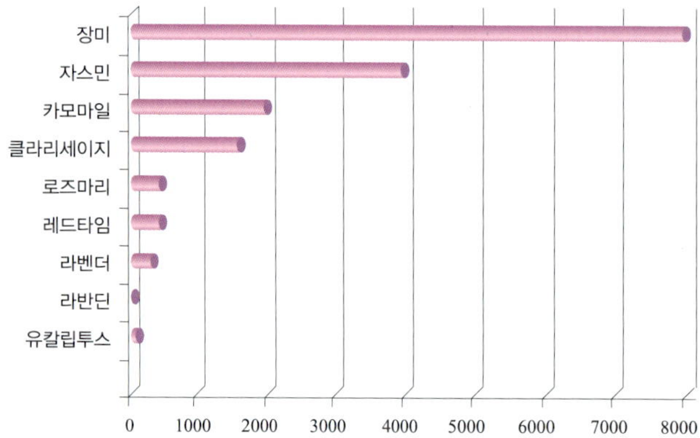

그림 1-15 에센셜 오일 1kg을 생산하기 위한 원료의 양

4 향유의 추출법

향을 추출하는 방법은 향료의 종류에 따라 다르고, 같은 향료라도 어떠한 방법을 사용하느냐에 따라 향의 질에도 차이가 난다. 따라서 좋은 향을 추출하기 위해서는 무엇보다도 향료의 특질을 파악하고, 그 특질을 잘 살릴 수 있는 방법을 선택하는 것이 중요하다. 생산량, 열에 대한 내성, 용매에 녹는 특성, 새로운 성분의 탄생 등을 고려해 가며 향료 추출방법을 선택한다.

check point 향유와 정유

향유(香油)는 향기가 나는 모든 오일을 뜻하며, 아로마 분야에서는 모든 아로마를 포함한다. 정유(精油)는 증기증류법으로 추출한 오일을 의미하며, 로즈의 경우에 로즈 압솔루트(Absolute)는 향유를, 로즈 오토는 정유를 의미한다.

증류법과 압착법 이외의 모든 추출법을 사용하여 얻은 오일을 정유에 반하여 향유라고 구분짓는 것도 하나의 방법이 될 것이다.

오랫동안 좋은 향 물질을 얻기 위하여 다양한 방법을 시도해 왔지만, 향료를 적당히 그대로 혹은 건조시키거나(꽃. 줄기, 껍질, 씨, 이끼, 풀 등), 파괴하거나(씨), 갈아서 유출액을 얻는 방법 등으로 향 물질을 얻는다. 일반적으로 생산량을 늘리기 위해 (증기)증류법을 사용하며, 열에 의한 향 물질의 파괴가 염려되면 (용매)추출법을 사용한다.

정유(에센셜 오일, essential oil)는 증기증류법(steam distillation)으로 추출하는 것이 보통이며 true란 별명을 부가하여 사용하기도 한다.

대부분의 향유는 정유에 속하나, 감귤류의 식물에선 압착법(expression)으로 추출하며, 또 충분한 양을 얻기가 쉽지 않은 경우에는 용매추출법(solvent extraction)을 쓴다. 섞음질(adulteration), 합성오일(synthetic oils), 분별증류(fractionation), 감압하 재증류 (cohobation, redistillation at low pressure), 테르펜 제거 오일(deterpenized oil) 등과 같은 방법으로 생산한 오일은 향장산업(perfumery)에서 쓰이며 아로마테라피 용도로는 쓰이지 않는다.

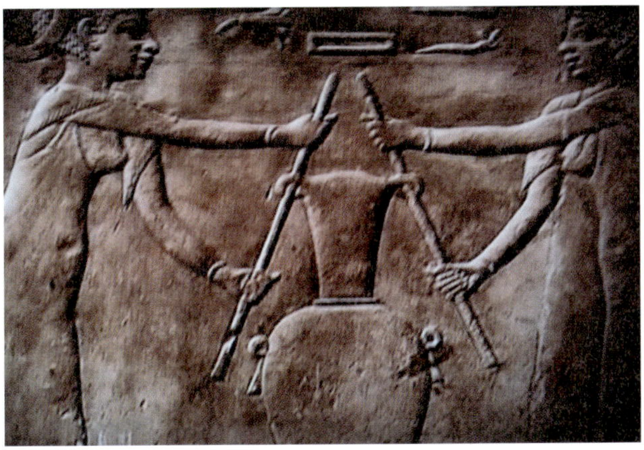

그림 1-16 이집트 벽화-향 추출

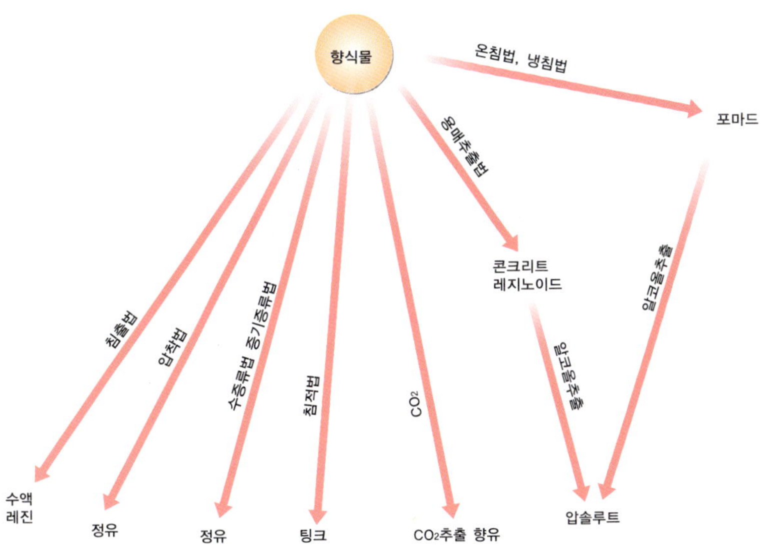

표 1-2 향 추출방법

추출법	명칭	추출대상	방법	중간산물	방법	최종산물	추출물
exudation	침출법	가지, 뿌리	상처			수액, 레진(침출액)	
expression	압착법	열매껍질	기계, 손			정유	감귤류
distillation	증류법	채집한 식물을 그대로 또는 건조시킨 것	끓는물			정유	대부분의 식물
	수증기증류법		수증기				
	증기증류법		수증기			정유(true)	
	건류법		증류가마			코크스	코파이버 오일, 자작나무 타르 오일 (birch tar)
extraction	온침법	꽃	지방	Pomade	알코올	Absolute (압솔루트란 시간이 지나도 절대 변하지 않는 것을 의미함)	장미, 오렌지, 아카시아, 미모사 등
	냉침법	꽃	지방	pomade	알코올		(장미, 재스민, 라벤더, 일랑일랑, 튜베로즈, 샐비어, 올리바늄, 제라늄, 오리스, 오크모스 등)
	용매추출법	꽃잎, 잎, 이끼, 레진 등	솔벤트	concrete	알코올		압솔루트(재스민의 99%)
		향식물	CO_2			CO_2오일	CO_2오일
	침적법		알코올			팅크	사향, 영묘향 등, 벤조인, 요오드, 캄퍼 등

5 향 물질의 구성성분

향유 속에는 여러 가지 물질이 있으며, 향유의 추출법에 따라 원래 식물에 없던 다양한 성분이 더 포함될 수 있다. 증기증류법에 의해 식물 원료는 고온 · 고압의 증기에 닿아 원래의 성분이 변형되어 오일이 생기는데, 대표적인 것이 카마줄렌(chamazulene)으로 정유의 색을 청색으로 만들며, 소염 및 항균 작용이 우수한 성분이다.

다른 방법으로 추출하는 오일들에는, 식물을 사용하기 때문에 식물성 왁스 같은 물질이 포함될 수 있다. 또한 오염물이나 불순물이 들어갈 수 있으며, 그 양은 생산자의 성의에 따라 달라질 수 있다.

일반적으로 정유에는 테르펜과 테르페노이드 군(群)이 있다.

테르펜은 이소프렌이 그 기본 단위가 되는 탄화수소로서, 탄소와 수소로만 이루어진 약 22,000여 종의 물질계에선 큰 군에 속하는 2차 대사산물들이다. 정유, 비터스(bitters, 쓴 맛을 내는 술), 발삼, 레진, 스테로이드, 사포닌, 카로테노이드 등의 지용성 비타민들, 스테로이드 호르몬, 라텍스, 고무, 유비퀴논 등이 이소프렌을 단위로 만들어진 물질들이다.

정유에서의 테르펜은 탄소수가 10~15 개이고, 분자량이 100~200 정도의 물질계에서 크기가 작은 편에 속한다. 테르페노이드는 테르펜에 산소가 부가되어 생긴 기능기를 가지는 군이며, 기능기에 따른 차별화된 물리적 · 화학적 · 생물학적 기능을 가진다.

표 1-3 테르펜의 종류별 효능

성 분	종 류	효과 및 특징
	테르펜	
모노테르펜 (monoterpene)	Camphene(캄펜), Carene(카렌=isodiprene), Cymene (사이멘), Dipentene(디펜텐), Limonene (리모넨), Myrcene (미르신), Ocimene (오시멘), Phellandrene (펠란드렌), Pinene (피넨), Sylvestrene (실베스트렌), Terpinene (터피넨), Terpinolene (터피놀렌) 등	멸균, 진통, 항바이러스, 충혈 완화, 발적, 강장. 흥분, 호르몬 대체 효과, 피부 자극.
세스키테르펜 (Sesquiterpene)	Achillin(아킬린)Azulene(아줄렌),Bisabolene(비사볼렌), Cadinene(카디넨),Caryo phyllene(카리오필렌),Chamazulene(카마줄렌), Cedrene (세드렌), Curcumene (커큐멘), Farne sene(파네센), Santalene(산탈렌) Selinene (셀리넨), Zingiberene(진지버렌), Ylangene(일랑엔) 등	항염 및 소염, 항바이러스, 항진균
	테르페노이드	
모노테르펜 알코올	Bisabolol(비사볼롤), Borneol(보르네올), Carotol (캐로톨), Citronellol(시트로넬롤), Geraniol(제라니올), Daucol(다우콜), Lavandulol(라반둘롤), Linalool(리날롤), Menthol(멘톨), Nerol(네롤), Terpineol(터피네올), Terpinen-4-ol (터피넨-4-올)	유효, 안전, 상쾌, 기분전환, 멸균, 항균, 향진균, 항바이러스, 혈관 수축, 강장, 자극, 진정(리날롤)
세스키테르펜 알코올	Cedrol (세드롤) Farnesol (파네솔) Nerolidol (네롤리돌) Santalol (산탈롤)	항염증, 항 바이러스(산탈롤-헤르페스, 항발암성, 항균, 근육강화, 신경강화, 충혈 완화, 림프 순환

(계속)

페놀류- 페닐 프로판 유도체	Carvacrol(카바크롤), Thymol(티몰), Salicylic acid(살리실산)	강한 항균성(항박테리아, 항바이러스), 피부와 점막 자극, 강장, 자극, 신경 자극, 면역자극, 간독성, 혈청 콜레스테롤 강하.
페놀류- 에테르계	Anethol(아네톨), Eugenol(유제놀), Chavicol(캬비콜), Myristicine(미리스티신), Apiol(아피올), Safrol(사프롤), 엘리미신(elimicin)	진경제, 진통제, 항균, 신경독성, 향정신적(우울), 간 독성-사프롤(safrole)
에스테르	Linalyl acetate(리날릴아세테이트) Benzyl benzoate(벤질벤조에이트) Geranyl acetate(제라닐아세테이트) Methyl anthranilate(메틸안트라닐레이트) Bornyl acetate(보르닐 아세테이트) Menthyl acetate (메틸 안트라닐레이트) Thymol acetate(티몰아세테이트), citronellyl acetate(시트로넬릴 아세테이트)	진경제, 항염증성, 신경계를 안정시키고 강화시키는 특성, 향진균제-게라늄, 진정제 효과
알데히드- 선형	α-citral(알파시트랄, 제라니알), Citronellal(시트로넬랄), β-citral(베타시트랄, 네랄), Phellandral(펠란드랄)	불안정(산화되어 피부 자극), 공기 살균, 상쾌한 과일 향, 신경계 안정, 항염, 혈관 확장, 혈압강하, 항진균성
알데히드- 고리형	Anisic aldehyde(아니식알데히드) Cinnamic al dehyde (신나믹알데히드)Benzaldehyde(벤잘데히드), Cuminic aldehyde(큐민알데히드)	
케톤- 독성	Thujone(튜존), Borneone(보르네온), Carvone(카르본) Camphor(캄퍼), Methone, (멘톤), Methyl nonylketone(메틸노닐케톤), Pulegone(풀레곤) Pinocamphone(피노캄폰) Piperitone(피페리톤), V-erbenon(버베논)	뮤코다당류(점액) 가수분해성, 상처 치료, 신경독성(간질 유발, 특히 태아, 어린이), 낙태, 진통, 항 바이러스(유두종, 포진)
케톤- 비독성	Jasmone(재스몬) Fenchone(펜촌)	
산화물 (옥사이드)	Cineole(시네올), Eucalyptol(유칼립톨), Linalol oxide(리날롤옥사이드)Ascaridol(아스카리돌), Bisabololoxide(비사볼롤옥사이드), Bisabolone oxide(비사볼론 옥사이드)	기관지천식, 항염, 천식유발, 거담제, 분비액을 자극(호흡, 소화기), 항균
락톤	알란톨락톤(alantolactone), 이소알란톨락톤(isoalantolactone), 락톤 헬레나린(lactone Helen alin), 세스 퀴테르펜 락톤(sesquiterpenelactone)	점액분해와 거담, 진통, 체온 하강, 신경 독성, 피부 알러지, 민감, 물집 유발, 항염증성), 면역자극
쿠마린	Archangelicin(아찬젤리신)Angelicin;Isopsoralen(안젤리신) Bergaptene (버갑텐) Coumarin; 2H-1-Ben zopyran-2-one(벤조피란-2-온)	약한 광감작성, 항경련, 백반증, 건선, UV와 함께 투여 시 세포 DNA 파괴효과, 출혈효과, 간독성, 쥐약, 항진균, 항암효과,
퓨란	menthofuran(멘토푸란, mint oil)	고리 내에 산소가 있는 형태의 물질
황 화합물	diallyl disulfide(디알릴설파이드, garlic oil)	쏘는 냄새
질소 화합물		

6 정유의 일반적 성질

정유는 분자량이 작은 물질들로 이루어져 있으며 그에 따른 여러 성질을 가진다. ① 휘발성이 높다. ② 투과성이 높다. ③ 소수성이며 친유성이다. ④ 물질 간 반응성이 적다. ⑤ 체내로의 침투가 상대적으로 용이하며 세포 간 전달의 리간드(ligand)로서 작용한다. 이런 기본적인 성질은 다음의 여러 특성들을 나타낸다.

정유는 휘발성 액체로서 대부분이 무색, 연노랑, 연초록색이며, 알코올에 잘 녹으며 점성이 묽다. 인화력이 있으므로, 고온에 노출 시에 위험한 상황을 초래할 수도 있다. 산소와 햇빛(특히 자외선)에 쉽게 변질될 수 있으므로 밀폐된 갈색 유리병에 저온에서 보관하여야 한다. 수십, 수백 종의 다양한 물질이 혼합된 활성 물질로서 산소와 쉽게 반응한다. 플라스틱이나 나무를 부식시킬 수 있는 유기용매로도 사용할 수 있다.

거의 모든 정유가 정도의 차이는 있으나 항균성을 가지고 있으며, 항염증과 면역증강 효과가 있다. 농도에 따라서 항진/억제작용을 나타내기도 하며, 한 가지 오일이 항균 · 소염 · 면역증강 · 스트레스 해소 등 다면효과를 지니기도 한다. 고농도 물질이므로 피부에 바르거나 먹으면 위험할 수도 있지만 어떤 오일은 소량의 원액(neat oil)을 피부에 직접 사용해도 무방하기도 하다.

check point 정유의 일반적인 특징적 요소

① 휘발성(volatility) ② 점성(consistency)
③ 색(color) ④ 산화성(oxygenation)
⑤ 복합성(complex material) ⑥ 다효능성(multi-effect)
⑦ 중재성(natural balancer, adaptogen)

(1) 휘발성-증발률 (evaporation rate)

증발률이란 25℃에서 여과지에 떨어뜨린 물질이 1초에 증발하는 양을 말하며, 사실은 증발량이란 어휘를 쓰는 것이 맞다. 부틸초산염의 증발량은 대략 1,040 $\times$ 10^{-8} g/cm^2가 된다.

그러나 실제로는 정유의 증발은 액체표면에서 일어나고, 액체의 표면적, 양, 온도 등등의 변수가 아주 많은 영향을 미치게 된다. 그래서 그 수치는 측정방법이나 상황에 따라 다르게 되며, 어떤 물질(부틸초산염)을 기준으로 하여 향 물질이 상대적으로 증발하는 비율을 측정하여 그 수치를 1에서 100으로 표시한다. 아세톤의 증발률은 5.6이며 수치가 높을수록 증발이 덜 된다. 증발이 잘 되는 물질은 좀 더 가벼운 물질이며 물질 간 반응성이 적은 물질로 추정할 수 있다.

(2) 노트 (note)

향 용기를 개봉했을 때, 정유 같은 복합 물질의 혼합 향에서는 시간에 따라 다른 냄새가 느껴진다. 초기에 나오는 향의 느낌을 헤드(head) 노트 혹은 톱(top) 노트, 즉 상향이라고 하며 대개 3시간 이내에 증발한다. 중기에 나오는 향의 느낌은 하트(heart) 노트 혹은 미들(middle) 노트, 즉 중향이라고 하며 대개 6시간 이내에 증발한다. 마지막에 나오는 향의 느낌은 베이스(base) 노트 혹은 하향이라고 하며 일주일 이상 지속될 수도 있다. 각 노트는 증발률로도 표시된다.

상향이고 얼른 알아차릴 수 있는 향을 '가볍다(light)' 라고 표현하며, 상대적으로 하향이며 은은해서 쉽게 떠올리기 힘들다는 느낌을 주는 향을 '무겁다(heavy)' 라고 표현한다. 이러한 분류는 전체 향의 느낌을 조화롭게 하기 위하여 필요하다.

표 1-4 노트별 향취 지속시간

노트	증발율	증발시간	시간별 향취
상향	1~15	3시간 이내	향의 첫 인상을 결정
중향	16~70	6시간 이내	향의 몸체, 전체적인 인상을 결정
하향	71~100	그 이상	향의 끝 인상을 결정

(3) 점성 (consistency)

점성은 끈적임이다. 대개 기름은 만지면 미끄럽고 끈적이지만 정유는 그런 느낌이 없고 물 같은 느낌을 준다. 점성이 낮음을 물 같다고 하여 watery consistency를 가진다고 하며, 압솔루트 같은 향유는 점성이 높아서 thick consistency를 가진다고 한다. 정유나 향유의 성분들이 시간이 지날수록 공기 중의 산소 및 수분과 반응하여 점성이 높아지는 경우가 있다. 이는 정유의 숙성이 일어나는 것이며, 숙성된 향유가 더욱 훌륭한 냄새와 효능을 가질 수 있다. 파출리, 샌달우드, 제라늄 같은 오일이 그 예이다.

(4) 색깔 (color)

색깔은 오일의 내용물을 반영한다. 대부분의 정유는 무색에서 약한 노란색을 띠지만 카마줄렌이 포함된 카모마일이나 쑥 속의 오일들은 대개 진한 초록이나 청색을 띤다. 압솔루트의 경우는 제조과정에서 포함된 성분들에 따라 혹은 얼마나 알코올에 잘 추출했는가에 따라 색이 조금씩 다를 수 있다. 침출액이나 압착 오일의 경우에도 노란색에서 적색, 검은색 등 오일에 따라 색이 다양하다.

(5) 산화성

대부분의 정유의 성분들은, 소량이지만 산소와 물을 포함한 물질로 변하게 된다. 그래서 오일병을 열어 놓으면 질이 떨어지므로 오일병의 관리가 중요하다. 어떤 성분들은 산소와 직접 반응하여 다른 성분으로 변하게 된다. 특히 증기증류로 새로운 성분이 생겨난 경우에 이런 현상이 잘 일어나며, 그 중 대표적인 것이 피넨(Pinene)과 카마줄렌이다.

1. 향유의 효능

인류는 오래 전부터 식물을 태워 향을 피웠다. 이는 신에게 좋은 향을 바치고 신을 기쁘게 하여 신과의 교류, 내세의 평안, 건강 등을 기원하는 의식이었다. 남녀 구별 없이 향으로 치장하여 자신의 신분을 과시하였고, 몸에서 좋은 냄새가 나도록 향을 사용했다. 향은 선각자들이 명상할 때에도 사용했으며, 초기 교회나 사원에서 분향 목적으로 사용했다. 가정에서도 분위기를 평안하게 하고 사려깊은 대화를 유도할 때나 방안의 공기가 탁하거나 습기가 많을 때에도 사용했다.

향을 이성(logistikon)의 방해물로 여겼던 플라톤은, 향을 충동적이며 감각적이고 욕망을 추구하는 정욕(epithymetikon)을 유도하는 것으로 간주하여 향의 사용을 배척했다. 그는 육체와 결합되지 않은 불사적인 순수함을 추구하고, 초감각을 가질 것을 주장했으나, 향은 초감각과도 깊이 연관이 있음을 간과했다. 향은 여러 번 유럽을 휩쓴 페스트에 대항하는 하나의 수단으로 사용되었으며, 그때의 이야기들이 전설처럼 남아 있다.

현재 향은 향기치료의 방법으로 사용되고 있으며, 정신 · 신체 · 마음에 골고루 작용하여 정신을 맑게 하고 긴장완화에 도움을 주며 신경성 질환과 호흡기질환 및 피부 질환이나 면역저하 치료용으로 사용된다. 또한 사무실이나 가정 또는 대인관계 등에 평화와 조화로운 분위기를 연출하며 작업의 능률도 향상시킨다.

여기에서는 전통적인 향유의 효과들에 대해서 알아보자.

(1) 온/냉 효과 (warming/ cooling)

향유를 피부에 도포하거나 흡입하면, 따뜻한 느낌이 나는 것과 시원한 느낌이 나는 것이 따로 있다. 이것을 온/냉 효과라고 부른다. 대부분의 테르펜이 피부에 발적을 일으키는 것과 같이 이들 테르펜으로 이루어진 오일은 온열효과를 일으킨다.

대표적인 것이 안젤리카(Angelica)와 블랙페퍼(Black Pepper)이며 90% 이상이 테르펜으로 구성되어 있다. 알코올이나 페놀 부류도 약하지만 온열 효과를 내는 듯하다. 반면에 한-랭 효과를 내는 오일들이 있다. 아마도 피넨이나 리모넨 같이 쉽게 증발하는 경우는 주위에서 열을 빼앗아가거나 주변의 모세혈관을 수축시키기 때문인 듯하며, 옥사이드나 케톤 부류는 한랭 효과의 성분으로 구분될 수 있다. 한랭 효과를 내는 대표적인 오일들은 유칼립투스, 오렌지, 페퍼민트, 파인 등이다.

표 1-5 온/냉 효과별 향유의 종류

온열효과의 향유	안젤리카, 바질, 블랙페퍼, 시다우드, 클로브, 사이프레스, 카모마일, 라벤더, 만다린, 파출리, 로즈, 샌달우드, 타임, 일랑일랑
한랭효과의 향유	유칼립투스, 유향, 제라늄, 주니퍼, 레몬, 육두구, 오렌지, 파인, 페퍼민트, 로즈마리

(2) 자극/이완 효과 (Stimulating/Relaxing)

향유의 흡입은 우리의 신경계와 두뇌에도 영향을 준다. 중추신경계에 대한 영향은 크게 자극(활성화)과 이완(안정화)의 두 범주로 나눌 수 있으나, 정유는 수많은 성분들의 혼합물이고 우리의 신경계도 복잡다단한 구조와 기능을 가지므로 일률적으로 정의하기는 어려운 면이 있다.

스트레스를 받는 상황에서도 어떤 사람은 자극을 받아야 스트레스가 해소되고 어떤 사람은 안정을 취해야 스트레스가 해소된다. 우리 몸은 항상성(homeostasis)을 가지고 있다. 기능이 항진되거나 저하되었을 때 우리의 몸은 그 기능을 정상화하려고 노력한다. 이를 도와주는 향을 자연 조절자(natural balancer, 중재자, adaptogen)라고 하며, 많은 향유가 이런 기능을 한다고 알려져 있다.

또한, 신경계의 기능이 상당히 많이 저하된 우울증이나 집중력 결핍 등의 경우에 이를 크게 호전시킬 수 있는 향유들도 있다. 아로마테라피는 스트레스와 우울증에 크게 도움이 된다.

이것들을 항우울(antidepressant)의 범주에 넣어 표시한다. 유념해 두어야 할 것은 이런 구분은 두뇌의 상태 및 개인의 향 선호도에 크게 좌우된다는 점이다. 또한 그 농도와 습관화, 사용기간도 염두에 두어야 한다.

또한 각성/이완 효과는 EEG로서도 알 수가 있는데 α파를 증대시키는 카모마일 · 유향 · 라벤더 · 샌달우드 등은 이완을, β파를 증대시키는 페퍼민트나 로즈마리 등은 각성을 유도한다. 또한 세로토닌(serotonin)을 자극하는 향유는 감귤류, 클라리 세이지, 카모마일, 라벤더, 일랑일랑 등이 있다.

표 1-6 향유의 효과별 분류

Stimulating(자극)	Balancing(조절)	Relaxing(이완)	Antidepressant(항우울)
Angelica Black pepper Cardamom Cinnamon Clove Eucalyptus Fennel Ginger Grapefruit Jasmine Orange Palmamsa Patchouli Peppermint Pine Rosemary Spike lavender	Basil Bergamot Frankincense Geranium Lavender Lemongrass Neroli Rose Rose otto	Chamomile Cedarwood Clary sage Cypress Juniper Mandarin Marjoram Melissa* Myrrh Petitgrain Sandalwood Vanilla abs. Vetiver YarrowYlang ylang	Basil Bergamot Chamomile Clary sage Frankincense Geranium Grapefruit Jasmine abs. Lavender Lemon Mandarin Neroli Orange Palmamsa Patchouli Petitgrain Rose Sandalwood Ylang ylang

*0.05~1%에서는 자극을, 0.05% 이하에서는 이완을 유발한다.
농도에 따라 위와 같은 성질을 가지는 물질 중에 대표적인 것은 리날롤 등이다.

그림 1-18은 각각의 성분들에 대하여 x축은 수용성/지용성의 상대적인 분포를, y축은 온열/한랭, 자극/이완효과들에 대한 상대적인 분포를 표시한 그림이다. 알데히드나 에스테르는 한랭 · 소염 · 진정의 성격이 강하며, 알코올, 페놀, 모노테르펜은 온열, 자극, 흥분의 성격이 강하다.

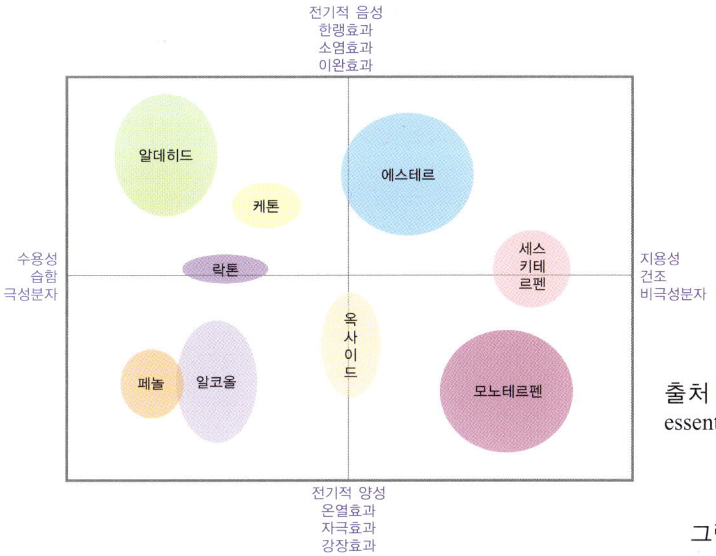

출처 : 'medical aromatherapy healing with essential oils' written by Kurt Schunaubelt

그림 1-18 에센셜 오일의 치료효과

2. 정유 및 향유의 강도

향유의 강도는 향을 느끼는 세기를 말한다. 이 느낌은 주관적이어서 객관적인 수치로 표현하기 힘든 면도 있으나, 한 가지 향유에 대하여 대강의 평균적인 느낌을 따져서 1부터 10까지의 수치로 환산한다. 숫자가 클수록 향의 강도가 큼을 의미한다.

향은 우리에게 여러가지 느낌을 준다. 코끝을 부드럽게 감싸주기도 하고, 멀리서 아련하게 느껴지는 향이 있는 반면에 질식시키듯이 압도하는 향도 있다. 강한 향의 느낌은 다른 약한 향의 느낌을 억제한다. 그러므로 향을 혼합할 때는 전체적인 균형을 유지하는 것이 좋다. 강한 향은 적게, 약한 향은 많이 사용하면 조화로운 향의 혼합이 이루어질 것이다.

표 1-7은 각 정유의 강도, 증발률, 노트를 표로 정리한 것이다. 각 정유마다 상 · 중 · 하향이 있으며, 상은 상향이, 중은 중향이 느껴지며, 상, 중은 상향과 중향이 모두 느껴진다는 뜻이다.

표 1-7 정유(향유)별 노트

향유	강도	증발율	노트
안젤리카	9		상, 중, 하
아니시드	7		중
바질	7	78	상, 중, 하
벤조인	4	100	하
버가못	4	55	상, 중
블랙페퍼	7		중
카유풋	8	5	상
캄퍼			하
시다우드	5~6	97	하
시트로넬라	6		상
캐모마일 저먼	9	47	중
신나몬	7		중
클라리세이지	5	82	중, 하
클로브(버드)	8		하
사이프레스	4	30	중, 하
유칼립투스	8	5	상
펜넬	6	85	중, 하
유향	7	75	중, 하
제라늄	8	87	중, 하
진저	7~8	5	상
자몽	4	5	상
히솝	6	65	중
재스민	7	95	상, 중, 하
주니퍼	5	30	중
라벤더	4~5	85	상, 중
라벤더 스파이크	6		중
레몬	5	5	상
레몬그라스	9	93	상, 중
만다린	4~5	95	상
마조람	5	40	상, 중
멜리사	4	medium	중
몰약	7	100	하

네롤리	5	79	상, 중, 하
니아올리	8	5	상
너트멕	7		상, 중
오렌지	5	5	상
파출리	5~7	100	하
페퍼민트	7	70	상, 중
파인	8	middle	중
프티그레인	5		중
로즈	7	99	상, 중, 하
로즈마리	6	18	상, 중
로즈우드	4~5	45~100	상, 중
세이지	5	80	상, 중
샌달우드	5~7	100	하
티트리	8	78/90	상, 중, 하
타임	7~8	middle	상, 중
일랑일랑	6	91	상, 중, 하
베티버	9	100	하

7 아로마 관련 용어들

① 엑기스 : 엑기스는 일본어인 '진액' 을 의미하는 잘못된 용어로 추출물을 뜻하며, 어원은 extract이다. 아로마도 추출물이다. 그러나 아로마는 기화된 부분을 냉각시켜 만든 오일이며 일반적인 엑기스는 기화하고 남은 액체 및 고체 부분을 천 등으로 말아 짜내서 얻은 액체를 말한다. 한약이나 흑염소는 대표적인 엑기스이다. 이런 엑기스는 수용성 성분이거나 무거운 분자의 지방질이므로 가벼운 분자들로 구성된 아로마와는 성분이 완전히 다르다.

② 에센스(essence): 물체의 본질, 정수(精髓) 또는 증류하여 추출한 물질, 식물 등에서 추출한 진액이나 향유(香油) 등을 뜻하는 말인데, 향료로서는 50~60%의 묽은 에탄올에 조제(調製)된 각종 향료를 용해한 수용성 향료를 말한다.

③ 에센스 오일(essence oil) : 에센스로 된 오일 (= 에센스)

④ 에센셜 오일(essential oil) : 향 식물을 증기증류법으로 추출한 오일

⑤ 내추럴 에센스(natural essence) : 자연 향유, 결국 에센스를 가리킴.

⑥ 내추럴 오일(natural oil) : 자연에서 추출한 향유

⑦ 프레이그런스 오일(fragrance oil) : 여러 화학 성분을 사용해 합성한 오일

⑧ 중탕(重湯, bath): 가열하고자 하는 물체가 담긴 용기를 직접 가열하지 않고, 물이나 기름과 같은 용매가 담긴 용기에 넣어 간접적으로 열을 가하여 데우거나 끓이는 방법으로 연고나 크림을 만들 때 사용한다.

⑨ 향기(aroma) : 쾌감을 주는 냄새를 넓은 의미로 향기라고 한다. 향, 향물질, 정유 및 향유를 말한다.

- aromatics : 향료, 향료를 넣은 제품
- aromatic : 향이 좋은, 방향성의, 향 물질의
- aromaticity : 방향(족)
- 향료(perfume) : 천연 및 합성향료로 대별된다. 향기를 가지고 있는 물질을 유향 물질이라고 하며, 그 중에서 보건위생 면에서 유익한 물질을 향료라고 한다.

⑩ 냄새(smell, odor, fragrance, stench, reek, stink, smelling) : 동물의 후각신경을 자극할 때 느껴지는 감각을 말하며, 그때의 느낌을 냄새라고 한다. 코로 맡을 수 있는 온갖 기운, 분위기. 냄새가 나는 물질의 분자가 비강상부(鼻腔上部)에 있는 후수용기를 자극함으로써 생기는 화학감각이다. 후각 그 자체는 방향성이 없는 감각이지만, 냄새는 다른 감각의 도움을 받아 방향성이 있는 반응을 추적할 수 있다.

- 냄새 맡다 : smell (smelling; 냄새 맡음)
- olfaction : 후각

⑪ 오도르(odor) : 라틴어 odororis에서 유래되었으며 일반적으로 향을 총칭하며 일상생활에서 향을 애용했던 고대 그리스의 풍습에서 유래한다.

⑫ 오더런트(odorant) : 천연물질이나 합성물질. 즉 향을 발산하는 모든 향 물질을 일컫는다.

⑬ 퍼퓸(perfume) : "연기를 통해" 라는 뜻의 라틴어 "Per fumum" 에서 유래한 말로 기분 좋은 향이나 냄새, 혹은 좋은 향을 풍기는 물질을 말한다. 좁은 의미의 퍼퓸은 우리가 흔히 말하는 향수(香水)를 뜻한다.

⑭ 센트(scent) : 일반적으로는 퍼퓸과 거의 같은 뜻으로 쓰이는데, 특히 동물이 풍기는 향을 일컫는다.

⑮ 프레이그런스(fragrance) : 향기, 향, 향수. 향의 달콤함을 강조하는 의미로 쓰이는데 일반적으로 퍼퓸과 동의어로 사용되고 있다. 그러나 최근 미국의 향수업계에서는 퍼퓸과 다른 의미로써, 향을 서로 혼합하는 물질이나 혹은 특수하게 조향된 물질을 일컬을 때에 사용한다.

⑯ 플레이버(flavor) : 미각, 후각을 동시에 자극하는 유향물질을 의미하며 흔히 식품향료를 일컫는다.

⑰ 향취(smell) : 향내, fragrance, flavor 등을 모두 가리킴.

향을 의미하는 용어로는 오더(odour), 오더런트 (odorant), 퍼퓸(perfume), 센트(scent), 프레이그런스(fragrance), 플레이버(flavour) 등이 있다. 이러한 단어들은 의미상으로는 별 차이가 없는 것처럼 보이지만 실제 용어가 쓰이게 된 배경이나 용어의 쓰임새 등에 따라 약간의 차이가 있다.

⑱ 호흡

- inhalation : 흡기
- exhalation : 호기
- respiration : 호흡

8 향 물질과 냄새

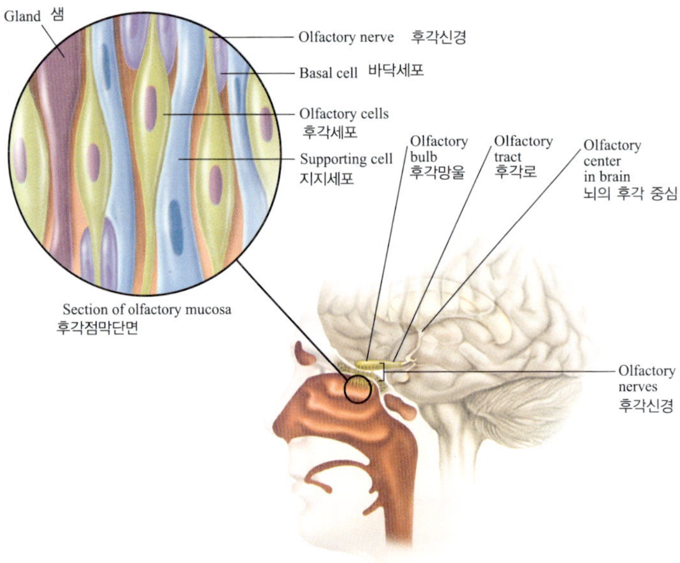

그림 1-19 비강의 모식도
중간부위에 노란 후각 점막의 신경들이 보인다.

인간의 오감 중에서 가장 강렬한 감각은 냄새 감각이다. 냄새 감각은 프로이드의 말처럼 현대에 와서는 점점 퇴화되고 있으며 후각 피질은 그 명맥을 겨우 유지하고 있을 뿐이지만, 후각 기관은 가장 오래 전부터 발달한 구피질과 밀접한 연관이 있다. 원시적인 기능을 수행했던 과거의 능력을 아직도 하고 있으며 후각으로 유도된 여러 중요한 기능들을 수행하고 있다.

1. 냄 새

코를 통해 흡입한 공기가 상갑개(上甲介)의 상방에 위치한 약 5cm²의 후각 상피(여기에는 한쪽에 약 300만~500만 개의 후각신경 세포가 분포하고 있다)에 도착하고, 도착한 공기 중에 있는 냄새 물질이 후각 상피의 점액에 녹아들며, 후각 세포의 섬모(세포당 6개 정도)에 의하여 능동적으로 후각 수용체와 접하게 된다.

냄새 물질과 후각 수용체 사이의 반응에는 여러 요인이 관련되어 있다. 향 물질이 수용성인지 지용성인지 등에 따라서 향이 코에 들어와서 수용체에 접하는 시간과 접하고 있는 지속시간이 결정된다. 후각상피의 점액 양이 많으면 향의 흡입에서 수용체와의 결합까지는 시간이 많이 소모되며, 점액이 너무 적어서 섬모의 운동에 이상이 있어도 수용체와의 반응에 이상을 줄 수 있다. 때로는 유전적으로 일군의 수용체가 생성이 안 될 수도 있으며, 시각의 색맹처럼 부분 후각상실이 초래된다.

우리 몸의 약 10만 개의 유전자 중에 1,000개 정도의 유전자가 수용체 생산을 담당하고 있다. 또한 독성물질이나 기타 원인으로 생긴 후각세포 괴사의 경우에도 그 복원력은 놀라울 정도이며, 이는 다른 신경세포에는 없는 일이다. 이는 후각세포의 원시성을 의미하는 것이다.

후각 세포에서 후각 수용체의 종류는 1,000가지 이상이며, 그것들은 후각세포벽에 있는 지단백과 결합하여 세포 내에서 일련의 작용으로 아데닐 사이클라아제(adenyl cyclase)를 생성하고, 이것은 다시 전해질을 움직여 후각세포의 탈분극을 일으키게 된다. 이 탈분극은 후각신경섬유(후각 신경)의 경로를 통해 후구로 전달된다.

후구에서는 각 세포에서 오는 비슷한 자극을 한데 모으는(그림 1-20에서 붉은 자극은 붉은 사구체로) 방식으로 전체 후구에 하나의 영상이 나타나며, 이 영상은 후각 돌기를 거친 후에 후각로를 따라 뇌로 자극을 전달한다.

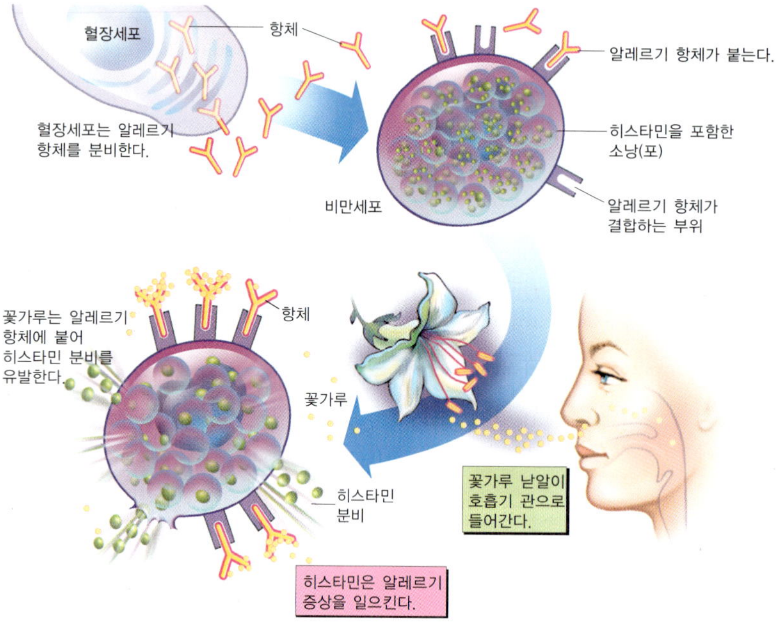

그림 1-20 후각으로 들어온 냄새 입자가 하나의 영상을 형성하여 후구에 전달되고 그것이 그 냄새라고 느끼게 하는 기전

냄새를 맡는다는 것은 휘발성 있는 물질이 코로 들어와서 후각 상피에 있는 후각세포의 후각 수용체를 자극하여 생긴 충격(impulse)이 후구와 변연계 및 뇌로 퍼져나가고 뇌가 그것을 느끼는 것이다. 냄새는 빛이나 음식물처럼 하나의 감각 자극이다. 그렇지만 냄새는 빛처럼 간단히 일반화될 수 있는 자극이 아니다. 가시광선 중 어떤 파장은 무슨 색으로 나타나고 자외선은 눈에 안 보인다고 예측할 수 있지만, 후각에서는 어느 물질이 어떤 냄새가 날지 전혀 예측이 불가능하다.

후각은 시각과는 달리(색맹의 경우에는 예외이지만), 사람마다 예민성이 다르다. 대개는 여자가 변연계의 발달로 인하여 냄새에 더 민감하다. 사람의 후각의 민감성은 물질에 따라 또는 사람마다 다소 다르지만 미각보다 1만 배 더 민감하다. 예민도를 나타내는 한계치는 cm^3당 분자의 개수로 평가하는데, 티올(thiol)의 경우에 사람은 4억 개이고 개는 20만 개이다.

낙산(butyric acid)의 경우에 사람은 1,000억 개인 반면에 개는 9,000 개이니, 그 차이는 무려 1,000만 배 이상이다. 초산(acetic acid)의 경우에 사람은 50조 개 정도인 반면에 개는 20만 개밖에 안 된다.

평균적으로 개의 후각은 사람보다 수백 배 더 예민하다. 그러나 사람은 아주 후각이 뛰어난 쥐보다 낙산 냄새를 더 잘 맡는다. 같은 물질이라도 사람에 따라 감수성이 다르다. 리모넨(limonene)의 경우는 약 4,000배 차이가 날 수도 있다. 그러나 톨루엔(toluene) 같은 독성물질의 차이는 5배를 넘지 않는다고 한다. 후각이 유독 물질을 피하는 쪽으로 진화한 것이다. 그러나 아직 일산화탄소와 고농도의 황산(무취)에는 적응하지 못했다.

같은 사람이라도 상황에 따라 냄새를 느끼는 것이 다르다. 술을 많이 마시고 난 다음날 아침, 그리고 낮에 상쾌하게 숲속을 거닐고 난 저녁 등에는 아로마 냄새를 다르게 느낄 수 있다. 아주 약한 냄새로도 흥이 나는 날이 있는가 하면, 아무 냄새도 맡지 못하는 날도 있다.

한 가지의 냄새에 대한 판별은 농도의 증가에 따라 달라진다. 강도가 낮은 저 농도의 물질은 2배 정도의 농도 차이가 날 때에만 판별이 가능하나, 높은 강도의 고농도의 물질은 20% 차이로도 느낄 수 있다. 또한, 농도에 따라서도 냄새는 다른 느낌을 줄 수 있다. 강한 농도에서 약한 농도로 갈수록, 예를 들면 인돌(변 냄새→ 꽃 냄새), 티올(강한 자극적인 냄새→ 커피 냄새), 오존 등에서 이를 쉽게 느낄 수 있다. 물론 반대의 경우(장뇌, 황산)도 있다. 재스민도 엷게 희석하면 고농도에서 느끼지 못하는 묘한 냄새가 난다. 농도가 높아지면 비강 및 얼굴의 3차신경이 자극된다. 코로 숨쉬는 것이 괴로워지고 눈물이 나며 뺨이 경직된다. 이런 효과는 향에 대한 느낌을 부정적으로 바꿀수도 있다.

습도는 냄새 강도에 영향을 준다. 아주 건조한 공기는 비강의 섬모활동과 후각의 섬모활동을 저해한다. 너무 습한 공기에서도 습도는 향 물질의 점막 안착을 방해한다. 결국 냄새는 약해지게 되거나 다른 느낌의 냄새가 될 수밖에 없다.

우리가 일상적으로 느끼는 냄새들이나 향유의 냄새들은 단일향이 아닌 혼합물의 향이다. 코는 좌우로 구분되지만, 라벤더 냄새를 맡을 때 우측은 리날릴(linalyl) 에스테르, 좌측은 라반둘롤(lavandulol) 냄새만 맡는 것이 아니라 양쪽 다 라벤더의 냄새를 맡으며, 이 냄새는 라벤더 구성물들 모두의 상호작용으로 생기는 것이다. 우리는 이 상호작용의 결과를 시간적으로 상, 중, 하향으로 감지하게 된다.

애써서 만든 훌륭한 아로마 향수에 상큼한 레몬을 한 방울 넣었더니 향이 순식간에 이상하게 변해 버리는 경우가 있다. 이것은 그 향수와 레몬의 향이 상호작용했기 때문이며, 이런 상호작용은 상승과 중화로 나타난다. 상승은 특히 향의 농도가 낮을 때에 잘 나타난다. 예를 들면 피리딘(pyridine)과 썩은 달걀의 블렌딩은 낮은 양에서는 서로 상승작용을 한다. 그러나 농도가 높거나 두 물질이 아주 다른 농도로 섞여 있으면 중화가 나타난다. 이는 이 물질들이 농도가 높으면 수용체에 경쟁적으로 작용하기 때문이다.

우리의 코는 냄새에 적응을 한다. 한 가지 냄새를 오랫동안 맡으면 곧 그 냄새는 사라진다. 예컨대 빵집에 들어갈 때 냄새는 후각을 자극하지만, 곧 익숙해지며 그 냄새를 느끼지 못하게 된다. 다른 빵의 냄새가 첨가되거나, 빵을 식탁 앞에 놓거나, 옆에서 빵 냄새가 안 나냐고 물어볼 때에는 그 냄새를 다시 느끼게 된다. 조악한 향수들은 상 · 중 · 하향의 비율이 맞지 않고, 코의 적응과 무관하게 만들어져서, 처음에는 좋은 냄새가 나다가도 곧 악취로 변할 수 있다. 일단 적응된 냄새를 다시 맡게 되면 그 냄새의 강도는 크게 높아진다.

우리의 후각기관은 수십만 가지 이상의 냄새를 판별할 수 있다. 그러나 한 실험에서 장뇌, 레몬, 아몬드, 식초, 박하 등의 냄새를 구별하는 사람들에 두 가지로 블렌딩하여 냄새를 맡게 하고 그 구성물을 물었더니 실험대상자 중 단지 12%만이 맞추었다. 다섯 가지를 섞었을 경우에는 그 비율은 0%였다. 조향사들도 3%만이 다섯 가지 블렌딩을 맞추었을 뿐이며 서너 가지의 혼합물도 거의 맞추지 못하였다.

그러나 불쾌한 냄새는 우선적으로 맞추었다.

페퍼민트 같은 특출한 향은 톱 노트로 금방 알아차릴 수가 있다. 그러나 그런 선도적인 향이 없이 모호한 경우에는 알아차리기가 힘들다. 게다가 같은 블렌딩을 다른 용기에 넣었더니 다른 냄새가 난다고 하거나, 같은 용기에 한 가지를 뺀 블렌딩을 넣었더니 같은 냄새로 느끼는 경우가 거의 대부분이었다. 이와 같이 우리의 후각 기관은 혼합물을 한 가지 물질의 냄새로 느끼는 것이다.

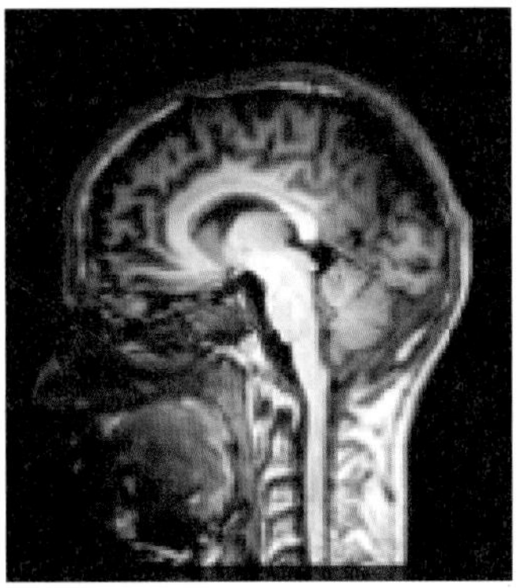

그림 1-21 뇌의 백질과 회백질

같은 냄새를 맡아도 사람들이 그 냄새에 대해서 표현하는 것은 각각 다를 수 있다. 보통은 냄새가 생겨나는 원인에 의해 표현을 한다. 그래서 장미꽃 냄새가 난다거나 커피 냄새가 난다라는 표현을 한다. 그러나 어떤 경우에는 같은 냄새를 맡고도 사람마다 다르게 표현하는 경우도 많으며 때로는 냄새를 전혀 표현하지 못하는 경우도 많다.

이것은 냄새를 기술하는 어휘들이 불충분하거나 부족한 점이 많기 때문이기도 하겠지만, 언어구사와 밀접하게 관련된 두뇌는 신피질로서, 주로 구피질로 이루어진 후각 계통과는 직접 연결이 거의 없기 때문일 것이다.

실제로 훈련을 하면 냄새에 대한 어휘력이 높아질 수 있다. 후각기관(정확히 말하자면 후구)에 연결된 변연계는 언어중추가 포함된 좌측 대뇌와 거의 직접적으로 연결되어 있지 않고, 뇌간(brain stem, 호흡, 심장, 각성, 집중 등을 중개)이나 시상하부(자율신경계와 호르몬을 담당하는 뇌하수체)에 구조적으로 직접 연결되어 있다.

그래서 냄새는 언어로 표현되기 전에 뇌간과 시상하부의 행동을 먼저 유발하며, 특히 나쁜 냄새일 경우는 거기에 더욱 민감하여, 신중한 판단과 설명을 하기보다는 코를 잡는다든지 재채기를 한다든지 숨을 참는 등의 행동이 우선되며 위험에서 벗어나고자 한다.

언어와 의식은 밀접하게 연결되어 있으나, 후각정보는 주로 무의식 수준에서 작동한다고 한다.

2. 냄새의 분류

냄새의 종류는 약 40만 가지이다. 이런 수많은 냄새를 분류하려는 시도는 많았으나 아직 정확한 분류법은 없다. 식물 분류학의 기초를 마련한 Linne(7가지로 분류)에서 시작하여 Amoore, Rimmel, Zwaardemaker(9가지로 분류), Henning, Croker 및 Henderson 등 여러 학자들이 냄새의 분류를 시도하였으나, 색의 삼원색과 같은 뚜렷한 공통적인 학설을 제시하지 못했다.

냄새의 물질들은 대부분이 유기물이며 각 기능기에 따라 냄새가 달라진다. 이러한 기능기에는 알코올, 페놀, 케톤, 알데히드 등이 포함된다. 화학적인 성분 중에는 fluorine, chlorine, bromine, iodine, oxygen (as ozone), phosphorus, arsenic등이 냄새를 풍기는 물질이다. 또한 이성질체에 따라서 냄새가 없어지는 경우도 있다.

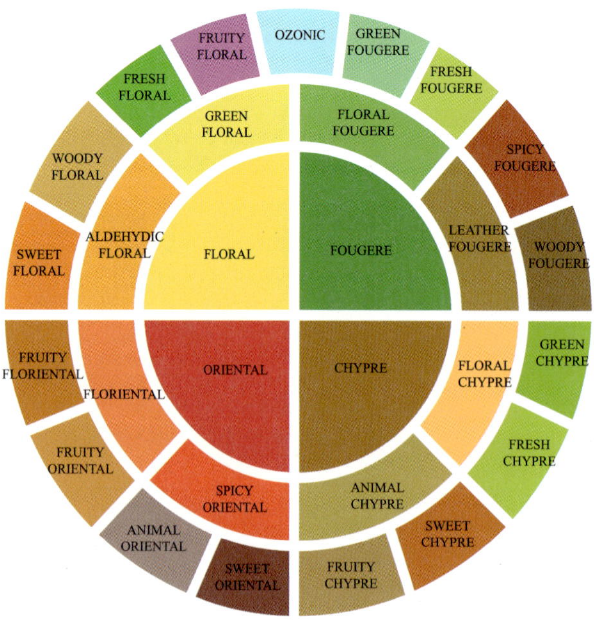

그림 1-22 향의 표현(향수)

예를 들면, 바닐린과 이소바닐린의 화학성분은 사실상 동일하지만(수산기와 메톡시기 하나의 위치만 달라졌을 뿐), 바닐린은 파이에 넣는 그 특이한 냄새를 내는 반면에 이소바닐린은 무취성이다. 냄새를 화학물질로 보고 그것을 분류하려는 노력은 누구도 성공한 사람이 없다.

그림 1-22와 1-23은 와인과 향수의 분류를 시도한 한 가지의 예이다.

3. 향 물질의 표현 – 단일향

(1) **감귤향**(Citrus) 감귤이 가지는 상큼한 과일향. 예 Bergamot, Orange, Lemon, Lime, Grapefruit, Mandarin

(2) **과일향**(Fruity) 감귤 이외의 과일향 예 복숭아, 사과, 파인애플, 딸기, 멜론, 바나나, 코코넛 등

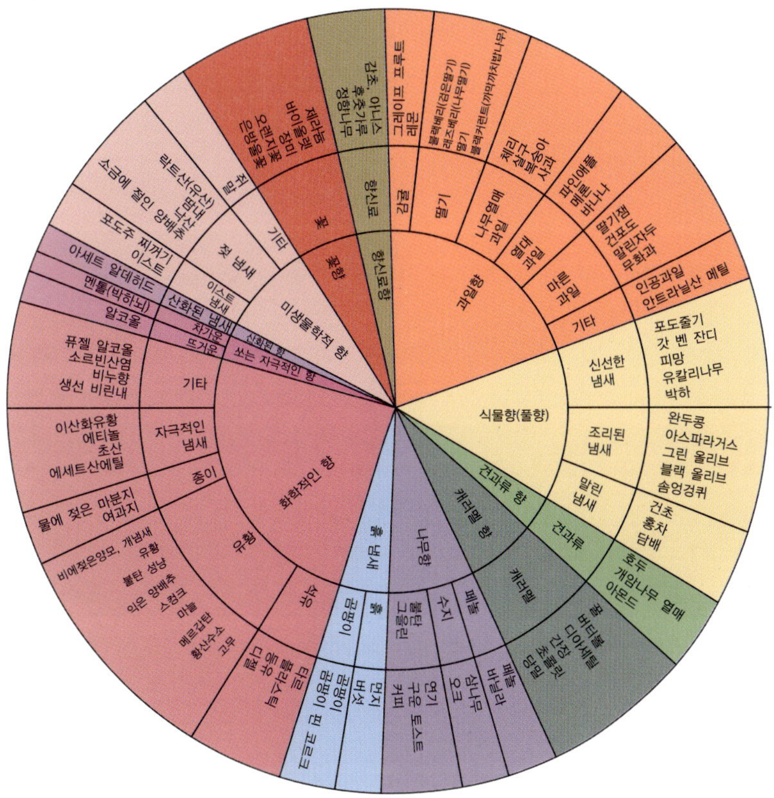

그림 1-23 향의 표현(와인)

(3) **플로럴**(Floral) 꽃이 발산하는 향의 총칭 예 Rose, Jasmin 등)

(4) **스파이시**(Spicy) 향신료(스파이스)의 맵고 자극적인 향 예 Clove, Pepper, Cassia, Nutmeg 등

(5) **나무향**(Woody) 나무와 목재 등이 가지는 향 예 Sandalwood Oil, Cedarwood Oil 등)

(6) **발삼향**(Balsam) 발삼이라는 방향성 수지가 가지는 향 예 Peru BalsanL Tolu Balsam 등)

(7) **민트향**(Mint) 민트류가 갖는 차갑고 상쾌한 자극성 있는 향 예 Peppermint Oil, Spearmint Oil 등)

(8) **아니스향**(Anise) 아니스(Anise: 이집트가 원산지인 미나리과의 1년초로 특유한 향기와 감미가 있다.)처럼 달고 약품 냄새가 난다. 예 Star Anise Oil, Sweet Humel Oil 등

(9) **솔방울향**(Coniferous) 소나무나 잣나무과 식물의 지엽을 비볐을 때의 향 예 Pine Needle Oil

(10) **허브향**(Herbal) 허브(Herb), 즉 풀이 갖는 향으로 특히 목초의 향 예 Hay, Absolute 등

(11) **흙향**(Earthy) 숲과 잡목림의 부식토에서 나는 약한 곰팡이 냄새가 나는 향 예 Patchouli Oil

(12) **캄퍼향**(Camphoraceous) : 장뇌의 향 예 캄퍼 향, 카유풋, 유칼립투스, 로즈마리

(13) **분향**(Fecal) : 인돌이 섞인 향 예 재스민, 투버로즈(월하 향)

(14) **페퍼향**(Peppery) : 따뜻하고 건조한 스파이스 향에 상쾌한 나무향이 더해진 향 예 블랙페퍼

(15) **오일향**(Oily) : 베이스 노트 같은 묵직한 향 예 올리브, 일랑일랑

4. 향 물질의 표현 – 복합향

(1) **아로마틱향**(Aromatic) : 정원에 생육하고 있는 방향식물의 향이 섞였을 때의 향의 총칭. 허벌(herbal) 노트보다 풀밭 향이 적음 예 로즈마리, 라벤더, 세이지, 타임 등

(2) **그린향**(Green) : 녹색 나뭇잎과 풀을 잘게 찢어 비볐을 때에 나는 풋풋한 향 예 시스–3–헥세놀(푸른 잎 알코올), Galbanum, Violet 등

(3) **이끼향**(Mossy) : 떡갈나무나 소나무 등에 생기는 이끼의 향
예 Oa kmoss Absolute, Treemoss Absolute 등

(4) **사향**(Musky) : 사향노루의 생식선분비물인 Musk 및 그 유사한 향
예 Musk Tincture, Muskcone, Cyclopentadecanolide, 니트로무스크 등

(5) **앰버향**(Amber) : 병든 말향고래의 토사물에서 추출하는 용연향(Ambergris) 및 그와 유사한 향 예 Amber Tincture, Ambroxan 등

(6) **약초향**(Medicinal) : 약을 연상시키는 듯한 향 예 Methyl Salicylate

(7) **가죽향**(leathery) : 새 피혁제품이 가지는 부드럽고 연한 가죽의 향
예 Recitified Birch Tar Oil

(8) **왁스향**(Waxy) : 왁스 향 예 Orris Concrete

(9) **오리엔탈향**(Oriental) : 중동지역의 향 예 Patchouli Oil, Vetiver Oil, Sandalwood Oil 등

표 1–3 향유의 향 표현

향유명	향취	톱	미들	베이스
안젤리카	달콤한 풀, 나무, 사향들이 섞인 냄새, 무거운 나무 향, 아니시드의 분위기가 나는 강하고 신선한 스파이스향, 흙 · 풀 냄새가 톡 쏘는 톱 노트	중	강	강
바질	깨끗하고 달콤한 약초향, 옅은 발삼의 나무 향이 배어있음, 다소 캄퍼의 냄새가 섞임	강	강	약
벤조인	달콤하고 따뜻한 느낌을 주는 부드러운 발삼향이 나는 최근 잘라 낸 나무향, 달콤한 바닐라향, 송진 냄새가 없는 나무향	약	약	강

(계속)

버가못	미묘한 레몬과 스파이스향에 가까운 감귤향	강	강	약
블랙페퍼	자극적인 매운 후추향, 따뜻함	약	강	약
시나몬	풍성하고 따뜻하며 달콤한 계피 향	약	약	강
클라리세이지	달콤하며 오래 지속되는 허브, 콩, 꽃, 땅의 복합 향	강	강	약
사이프레스	따뜻한 느낌, 기분전환 시키는 소나무 숲의 레진향, 풀향	약	강	중
유칼립투스	신선하고 민트향과 캄퍼, 스파이스향이 어우러진 향	강	강	약
휀넬	매우 달콤한 페퍼향, 건조감을 느낌, 톱 노트는 신선한 과일향, 스파이스향이 약간 섞임, 감초 향	강	강	약
후랑킨센스	오리엔탈, 발삼, 레진이 섞인 향. 따뜻하고 풍성한 느낌	약	강	강
진저	향신료와 나무향이 어우러진 향, 따뜻하고 이국풍의 느낌	강	강	약
자몽	기분을 상승시키는 달콤한 향	강	강	약
히솝	아로마틱하고 즐겁게 만드는 향			
재스민	풍부하고, 따뜻하며 무겁고, 관능적인 감미로운 향	강	강	강
주니퍼	기분을 상쾌하게 만드는 달콤한 발삼향	약	약	약
라벤더	가볍고 깨끗한 꽃과 풀향	강	강	약
레몬	가볍고 신선한 감귤향			
레몬그라스	비교적 강한 레몬과 풀이 어우러지고 흙향이 배어있는 향	강	강	약
만다린	오렌지와 레몬이 섞여 있으면서도 달콤한 향	강	강	약
마조람	향신료와 풀향이 섞인 향	약	강	약
멜리사	달콤한 강한 레몬향	강	강	약
오렌지	신선한 기분을 상승시키는 오렌지향	강	약	약
팔마로사	달콤하고 드라이한 꽃향	약	강	강
파출리	사향과 어울린 건조하고 더운 땅에서 나는 강한 냄새의 향	약	강	강
파인	신선한 소나무 숲속 향, 발삼과 나무향, 약한 스파이스향	강	약	약
로즈마리	상쾌한 허브향	강	강	약
로즈우드	장미향이 나는 달콤한 수목향, 비누향,	약	강	약
샌달우드	달콤하면서 부드럽고 발삼향이 섞인 오래가는 수목향	약	강	강
티트리	따뜻하고 찌르는 듯한 약초 느낌을 주는 향	강	강	약
일랑일랑	관능적이고 이국적인 강한 꽃향	강	강	약

9 향수

1. 향수의 역사

향수는 퍼퓸(perfume) 또는 파르팽 (Parfum)이라고 하며 라틴어의 'Perfumum(by means of smoke=연기 나게 하다)' 이란 단어에서 유래되었다. 이는 향수를 최초로 사용했던 형태가, 불을 처음 사용했던 원시시대에 식물에서 분비되는 액이나 나무의 수지 및 향이 있는 나무 등을 태워 방향을 했던 것과 일맥상통한다. 향의 역사는 인류의 역사만큼이나 오래되었다. 인간이 최초로 향을 생활에 이용한 것은 지금부터 4~5천 년 전으로 거슬러 올라간다. 선사시대 파미르 고원의 사람들이 향목을 제단에 바치던 것이 향료의 기원이라고 전해지고 있다.

고대인들은 자연의 변화가 신의 조화라고 여겨서 인간이 원하지 않는 자연현상은 신의 노여움에서 비롯되었다고 생각하였다. 신의 노여움을 해소시키기 위해 향나무 가지를 잘라서 향불을 피우거나 향나무의 잎으로 즙을 내어 몸에 발랐다. 구약성서의 여러 구절에서도 나타나 있듯이 인간이 처음 향료를 사용하기 시작한 것은 신에게 제사를 드리기 위함이었다. 고대에는 향연을 통해 신에게 다가갈 수 있다고 믿었으며 향료는 오직 신에게 바치는 제물로써 사용되었던 것이다.

향은 처음에는 국왕이나 귀족 또는 제사장과 같은 일부 특정 계층에서만사용하였고 신에게 제사 지낼 때에는 몸 또는 의복에 향을 입혔다. 이집트의 신전이나 예루살렘 신전의 제단에서는 예부터 지금까지 분향의식이 행해지고 있으며 주로 유향(frankincense), 몰약(myrrh), 감송향(spikenard) 등이 분향(insense)으로 사용되고 있다.

향의 제조법에 관한 기록이 구약성서에 언급되고 있으며 출애굽기와 레위기에 여호와에게 분향하는 구절이 여러 차례 언급되어 있다.

향이 일반화되면서 향료는 약학이나 의학 분야뿐만 아니라 화장품이나 방향제 등의 다양한 분야에 폭넓게 응용되었다. 이집트에서는 미라를 만들었는데 향을 가진 사람이 신을 만나면 영생을 얻는다는 믿음 때문이었다. 기원전 5세기경 아테네 광장에서 향 식물들을 태운 기록이 있는데, 이는 역병을 막기 위해서였다. 그리스의 역사가 헤로도토스(B.C. 484~425)는 이집트 여행기에서 당시의 향수 사용 기록을 남겼다.

중세의 연금술사들은 향수 발전의 밑거름이 된 알코올을 와인 증류과정에서 발견해 냈고, 1370년경의 '헝가리 워터(Hungary Water)' 는 최초의 근대적 향수가 되었다. 헝가리 워터는 로즈마리와 수지를 증류시켜 알코올을 뽑아낸 다음에 증류과정에서 나온 로즈마리의 잔여물을 첨가해 만든 것이다. 이 향수를 헌납 받은 헝가리의 엘리자베스(또는 '이자보') 여왕은 실제로 72세에 폴란드 국왕의 청혼을 받았다고 한다.

영국의 엘리자베스(Elizabeth) 1세 여왕 시대에는 옥스퍼드 백작이 이탈리아로부터 장식용 향수와 향침 및 향수 상자 등을 가지고 들어와서 여성들을 열광시키기도 하였다.

이후의 향의 발전과정을 간략히 소개하면 다음과 같다.

① 15세기 : 프랜지파니(Frangipani) 향수, 포 드 에스파뉴(Peau d' Espagne ; 가죽장갑에 향을 입힘), 알코올성 향수(15세기 후반)

② 16세기 : 메디치가[오리스(Orris) 재배, 1508년 향료 제조공장], 포망데르(Pomander, 용연향이 나는 둥근 보석, 그 속에 포마드가 들어 있어서 페스트나 냄새를 퇴치한다고 여김), 오드트왈렛(화장실 악취 제거용 향수)

③ 17세기 : 포마드 드 플로랑스(Pomade de Florence, 미용 크림)와 오 드 시프르(Eau do Chyper, 키프로스 섬에서 만든 향수), 장미향, 수선화향, 오당즈(천사의 물, 버가못으로 만듦), 일상생활에 폭넓게 사용됨.

④ 18세기: 오드뤼벵, 오드쾰른(Eau de Koln, 1709, 버가못, 시트론, 레몬, 라벤더, 백리향, 오렌지꽃 정유, 로즈마리 액을 주정에 용해시킨 후 증류시킴), 플라콩아셀(Flacon, 향수병)과 비네그레트(새로운 향료를 담는 세공된 작은 용기)

⑤ 19세기: 1834년 니트로벤졸(Nitrobenzol; 최초의 합성향료, 이후 많은 합성향료의 등장, 약 3,000여 종), 1870년 비올레타 디 파르마 (Violette Di Parma : 보르사리(Borsari) 사-바이올렛 꽃에서 향 추출), 오드 콜로뉴 임페리얼(Eau de Cologne Imperial, 1852, 겔랑)과 지키(Jicky : 1889, 겔랑)

이 밖에도 우비강(Houbigant), 아르망 로제(Roger), 샤를르 갈레(Gallet) 등 훌륭한 조향사들이 많이 배출되었고 20세기에 들어서면서 현대적인 향수들이 개발 · 발전되어 오고 있다.

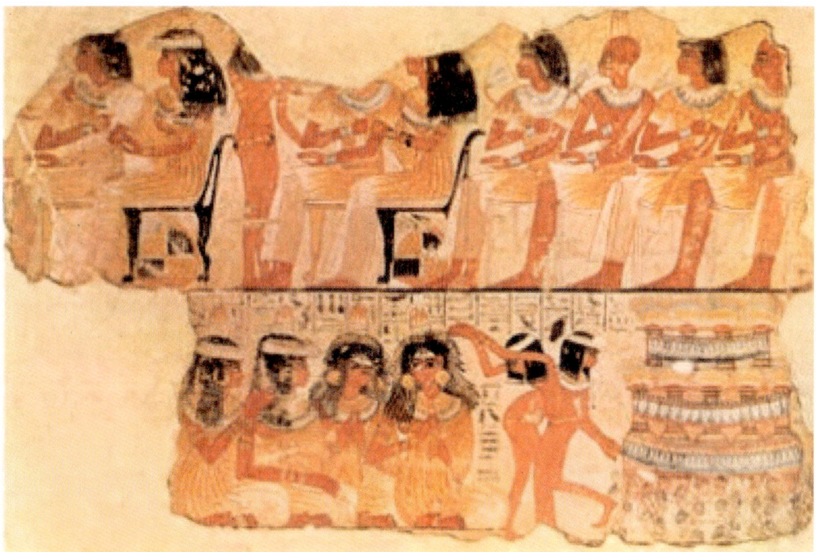

그림 1-24 연 회(이집트 벽화)

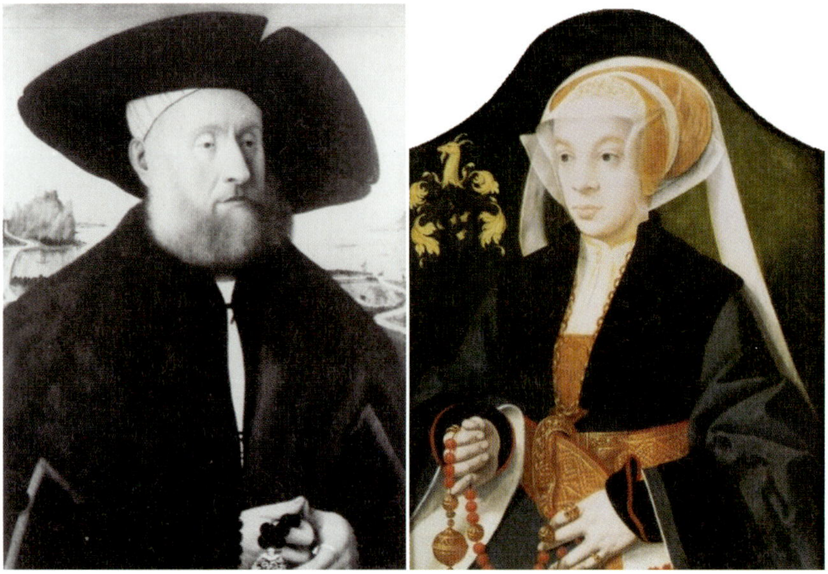

그림 1-25 pomander-향이 좋은 말린 꽃이나 나뭇잎 등을 넣어 옷장이나 방 안에 두는 통

2. 향수의 분류

향수가 대중성과 시장성을 갖추기 위해서는 향료 각 성분 간에 조화가 이루어져서 세련되고 격조 있는 독특한 향을 지녀야 하며, 지속성과 확산성이 좋아야 한다.

향수는 부향률에 의하여 나뉘는데 부향률이란 용매에 섞인 향유의 비율을 말하며 향수에서는 알코올에 섞인 향유의 비율을 말한다.

표 1-9 부향율에 따른 향수의 분류

분류	부향율	알코올의 농도	향의 지속시간	용도
퍼퓸	10~25%	90~95%	12시간	향수. 모임이나 밤에 사용
오데퍼퓸	9~12%	80~90%	7시간	퍼퓸보다 강도가 낮은 향수
오드트왈렛	5~8%		3~4시간	엷은 향의 가벼운 향수
오데코롱	2~7%	70%	1~2시간	상쾌함, 샤워 후나 운동 후에 사용
룸코롱	1~3%			실내 방향제

(1) 퍼퓸 (perfume, parfum, extract)

향이 가장 풍부해 '액체의 보석' 이라고 불린다. 방향제품 가운데 농도가 가장 진하고 풍부한 향을 지닌다.

(2) 오데퍼퓸 (eau de perfume)

오데퍼퓸은 나름대로 가장 아름다운 향조로 조성되어 있다. 퍼퓸과 오드트왈렛의 중간 타입이며 퍼퓸에 가까운 풍부한 향을 지니고 있다. 양이 많으면서도 향은 향수에 가까워서 실용적이다.

(3) 오드트왈렛 (eau de toilette)

향이 엷은 편이지만 신선하고 상큼해서 간편하게 전신에 뿌릴 수 있기 때문에 가장 많이 애용되고 있다. 오데코롱의 가벼운 느낌과 퍼퓸의 지속성, 이 두 가지 특성을 모두 갖고 있어서 풍부하면서도 상쾌한 향을 즐길 수 있다.

(4) 오데코롱 (eau de cologne)

1709년 이탈리아 태생의 향신료 상인인 파올로 드 페미니스(Paolo de Feminis)가 만든 '아쿠아 드 라 레지나(Aqua de la Regina)' 또는 '오 드 애드머러블(Eau de admirable)' 이라는 제품에서 비롯된 것으로, 처음에는 '쾰른의 물(Kolnish wasser)' 이라고 불렀다. 이후에 쾰른이 프랑스에 점령되면서 오데코롱(eau de cologne)이라고 불리게 되었으며, 오늘날까지 그대로 내려오고 있다. 당시의 퍼퓸이 여성용이었다면 오데코롱은 남성이 즐겨 사용했다. 오데코롱은 욕실 · 거실 · 병실 등에 뿌림으로써 위생적인 용도로도 사용되었으며, 감귤류의 꽃이나 과일껍질 등에서 얻는 상큼한 향이 주로 쓰였다.
라벤더 워터(Lavender Water), 플로리다 워터(Florida Water), 포르투갈 워터(Portugal Water) 등이 그 예이다.

그 후 오데코롱의 사용이 세계적으로 확산되면서 감귤류 계열의 향만이 아닌 여러 이미지의 다양한 향이 등장했다. 결국에는 퍼퓸을 희석한 것으로 바뀌었으며, 현재는 퍼퓸과 대등한 제품으로 사용되고 있다.

향수를 처음 접하는 사람들에게 적합하다. 오데코롱에 사용되는 알코올은 농도가 70% 정도로 알코올 특유의 자극적인 냄새가 없어서 향이 부드럽다. 또한 향료가 적게 배합되어 청량감이나 신선함 등을 부여하며 제품의 숙성기간이 짧아서 가격이 저렴하다는 장점도 있다.

가볍고 리프레시(refresh)하기 때문에 운동이나 목욕 후 전신에 사용하기 좋은 제품이다. 그러나 지속성이 없어서 잔향이 오래 남지 않는 단점이 있다.

(5) 샤워 코롱 (shower cologne)

향이 은은하면서도 전신을 산뜻하고 상쾌하게 유지시켜 주며 몸의 악취를 제거해 준다. 가볍고 신선한 타입의 보디 방향제품으로 특히 향에 익숙하지 못한 사람들이 부담 없이 사용할 수 있다.

표 1-10 향수의 노트별 향

노 트	계 열	종 류
상향	시트러스계, 그린계, 알데히드계, 가벼운 플로럴계	안젤리카, 바질, 버가못, 카다몸, 유칼립투스, 펜넬, 자몽, 라벤더, 레몬그라스, 만다린, 멜리사, 오렌지, 페퍼민트, 프티그레인
상중향		안젤리카, 바질, 버가못, 휀넬 라벤더, 레몬그라스, 멜리사, 네롤리, 프티그레인
중상향	플로럴계, 시프레계, 스파이스계, 그린계, 오리엔탈계 등	블랙페퍼, 카모마일, 클라리세이지, 클로브, 제라늄, 주니퍼, 라벤더, 네롤리, 너트멕, 팔마로사, 파인, 로즈, 로즈마리
중향		블랙페퍼, 카모마일, 신나몬, 클라리세이지, 클로브, 제라늄, 진저, 주니퍼, 라벤더, 마조람, 네롤리, 너트멕, 팔마로사, 파인, 로즈, 로즈마리, 일랑일랑
중하향		사이프레스, 자스민, 미르, 로즈, 일랑일랑
하중향	휘발도가 낮은 우디계, 앰버계, 오리엔탈계 등	시다우드, 유향, 재스민, 미르, 샌달우드
하향		시다우드, 유향, 파출리, 샌달우드, 베티버

표 1-11 일반 화장품 및 생활용품의 부향률

일반 화장품	부향률(%)	생활용품	부향률(%)
스킨	0.01~0.05	세제	0.1~0.3
아이 메이크업	0.01~0.1	클렌징 폼	0.1~0.7
페이스 파우더	0.02~0.2	샴푸, 린스	0.2~0.6
헤어 무스	0.02~0.3	헤어 리퀴드	0.3~1.0
로션	0.03~0.2	목욕제	0.2~3.0
립스틱	0.03~0.3	헤어 토닉	0.5~1.0
파운데이션	0.05~0.5	포마드	0.5~3.0
크림	0.05~0.2	치약	0.7~1.2
헤어 스프레이	0.05~0.3	비누	1.0~1.5

10 향유 구입 시 주의할 점

① 명성(brand) 있는 업체를 선택한다.

② 원산지와 학명을 확인한다. 식물 부위와 생산지도 확인하면 좋다.

③ Perfume oil, aromatic oil, essence 등으로 표기된 오일은 피하고, "essential oil", "absolute", "CO_2" 등으로 표기된 오일을 고른다.

④ 투명한 병에 담은 오일은 피한다.

⑤ 드로퍼(dropper)가 없는 오일은 피한다.

⑥ Pure Essential 100%로 표시된 라벨이 있는 것을 선택한다.

⑦ "genuine and authentic" 이란 표시가 있는 것을 선택한다.

⑧ 가격이 일정치 않은 오일은 피한다.

⑨ GC(가스크로마토그라피) 혹은 GC/MS(질량분광분석) 자료를 제공할 수 있는 업체를 선택한다.

⑩ 정유 공급자가 아로마테라피스트이면 믿을 만하며, 여러 가지 정보를 얻을 수 있다.

⑪ 한 방울의 정유를 손가락에 떨어뜨렸을 때에 기름기가 느껴지면 식물성 오일과 혼합되어 있을 가능성이 많다.

⑫ 에센셜 오일을 물에 떨어뜨렸을 때 물에 뜨지 않고 혼합되거나 물이 탁하게 변하면 유화제가 섞인 화장용이나 공업용으로 볼 수 있다.

⑬ 알코올 냄새가 나면 에틸알코올과 섞었다고 볼 수 있다.

⑭ Lilacs, lily of the valley, strawberry, apple, Peach, honeysuckle, carnation, lotus, magnolia, coconut, violet flower 등의 보기 힘든 정유는 대부분 합성 오일이므로 피하는 것이 좋다.

⑮ 로즈, 자스민, 멜리사 같은 비싼 오일을 구입할 경우에는 좀더 주의를 기울인다.

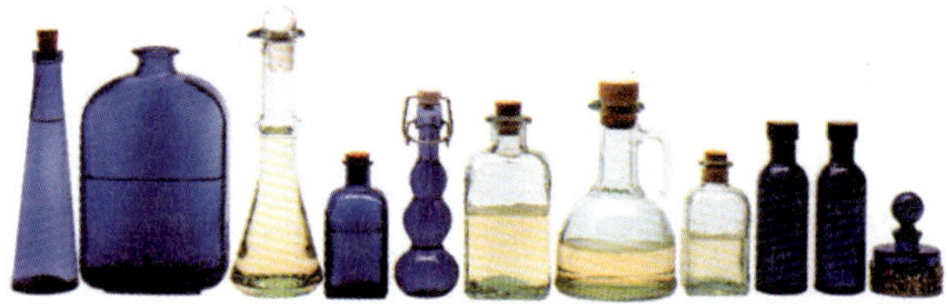

그림 1-26 여러 가지 향유병

11 향유 보관법

① 일정한 온도의 서늘한 곳에 보관한다.

② 어두운 곳이나 햇빛이 들지 않는 곳에 보관한다.

③ 어두운 색의 유리병에 보관한다.

④ 드로퍼나 스포이드(점적기)가 있는 병에 보관한다.

⑤ 병속에는 약간의 공기가 있도록 한다.

⑥ 플라스틱 용기에는 저장하지 않는다.

⑦ 뚜껑이 꽉 잠기는 병을 사용한다.

⑧ 모든 병에는 식물명, 공급자명 및 배치(batch) 넘버를 기록한 라벨을 부착한다. 구입한 날짜, 공급자명, 가격까지 기록해 두는 것이 좋다. 의학적인 효능까지 기록면 좋다. 별도로 환자명, 의사명, 아로마 요법을 받은 날짜 및 치료효과나 부작용을 기록하여 보관하는 것도 바람직하다.

12 향유 사용 시의 주의사항

① 감귤류의 정유는 냉장 보관하면 뿌옇게 변하는 경우가 있다. 손바닥으로 비비거나 하여 온도를 높인 후에 맑게 변하면 사용해도 무방하다.

② 햇볕은 정유의 일부 성분을 파괴한다.

③ 높은 온도는 정유의 증발을 촉진한다.

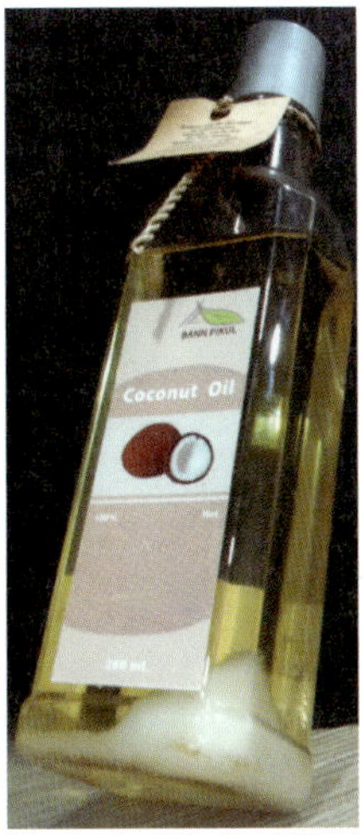

그림 1-27
코코넛 오일의 왁스

④ 향유를 병에 덜어 놓을 경우에는 라벨을 붙여서 내용물이 무엇인지를 확인할 수 있게 한다.

⑤ 일부 정유의 성분은 플라스틱에 흡착되거나 녹일 수 있다(유제놀, 리모넨).

⑥ 래커나 페인트의 표면에 정유가 묻으면 그것을 녹일 수 있다. 리모넨(limonene)은 훌륭한 용매이다.

⑦ 모든 정유는 휘발성이 강하므로 사용 후에는 반드시 뚜껑을 닫아 놓는다.

⑧ 정유마다 유효기간이 다른데 오픈 후에는 1~2년 이내에 모두 사용한다.

⑨ 특히 감귤류 정유들은 유효기간이 6개월 정도로 짧다.

⑩ 어린이 손에 닿지 않는 곳에 보관하여 음용이나 파손 등의 사고를 방지한다.

⑪ 야외에서는 벌이나 곤충의 습격을 받지 않도록 진한 향수의 사용을 자제한다.

⑫ 애완동물이 닿지 않는 곳에 보관하여 불의의 사고를 방지한다.

⑬ 향유는 가연성이 있기 때문에 촛불이나 담뱃불 및 가스 쿠커로부터 먼 곳에 두는 것이 좋다.

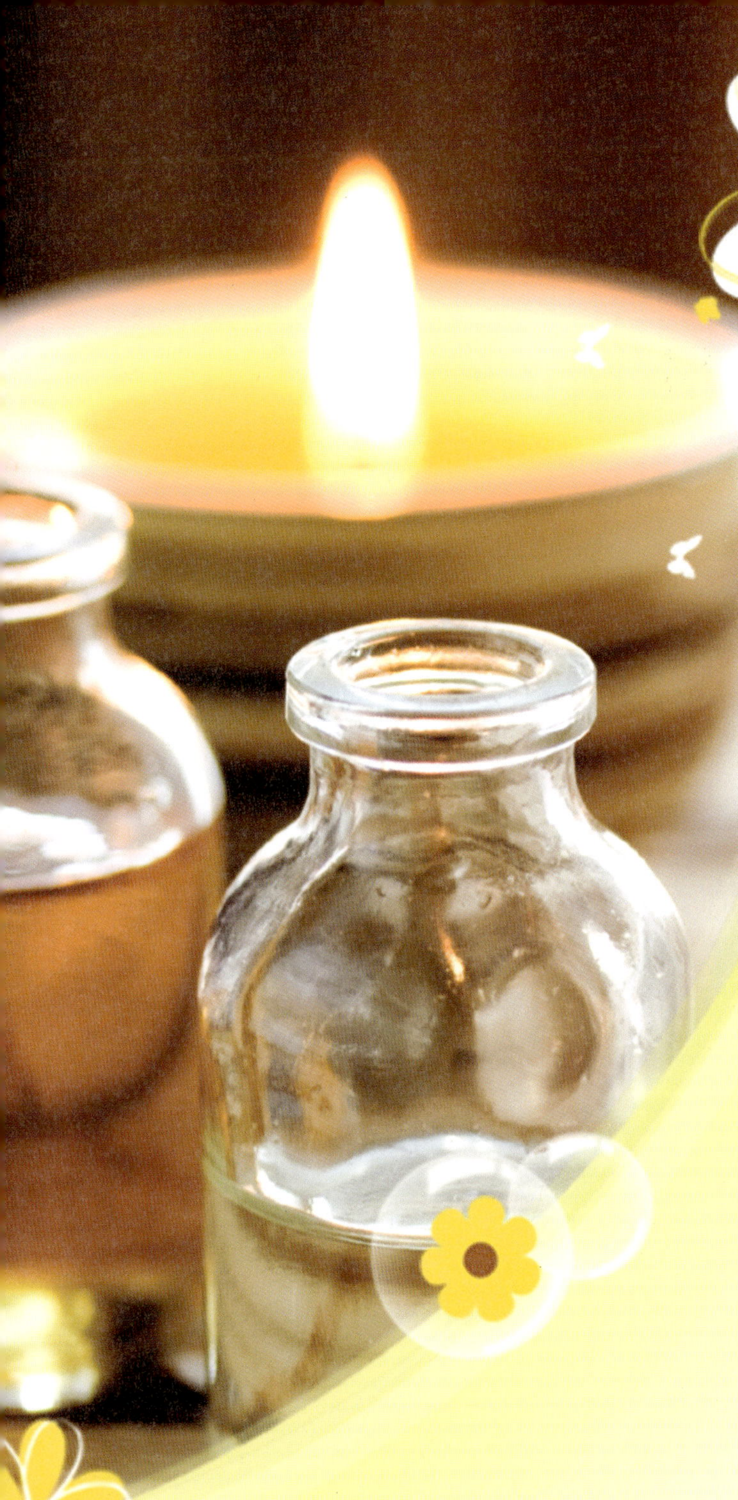

Part 02

아로마테라피

PART

2 아로마테라피 (Aromatherapy)

1 아로마테라피의 역사 및 변천

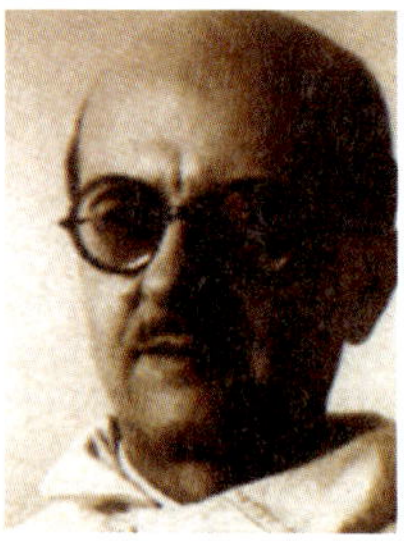

그림 2-1
가떼포세

아로마테라피라는 말은 1928년에 가업으로 향수사업을 하던 프랑스의 화학자 가떼포세(Rene Gattefosse)가 처음 만든 용어로 아로마를 사용하는 테라피를 말한다. 향을 배합하는 실험 도중에 생긴 사고로 입은 화상을 라벤더 오일로 별 후유증 없이 치료한 후에 그는 아로마 연구에 일생을 바쳤다.

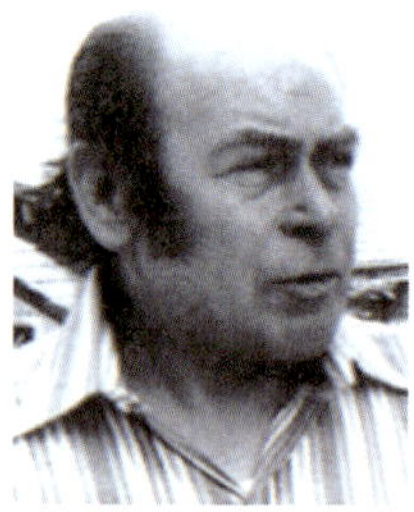

그림 2-2
장 발레

프랑스의 의사이자 과학자인 발레(Dr. Jean Valet)는 제2차 세계대전 종군 군의관으로서, 아로마의 적용 및 임상을 수없이 하였다. 특수한 질병이나 정신장애를 치료하는 프로그램의 일부에 에센셜 오일을 사용함으로써 치료효과를 높였으며, 그 내용을 기록한 책인 〈Practice of Aromatherapy〉를 1964년에 출판하였다. 발레는 그의 연구서에서 전통적인 치료와 현대의 정통의학치료의 벽을 무너뜨리는 데 일조하였다.

아로마를 미용에 응용한 사람은 마거릿 모리이다. 그녀는 각 개인의 기질과 건강상태에 맞추어 그 사람만을 위한 오일을 만들었다. 이를 통해 올바르게 선택한 향유가 미용의 목적을 넘어서 많은 약효가 있음을 증명했다.

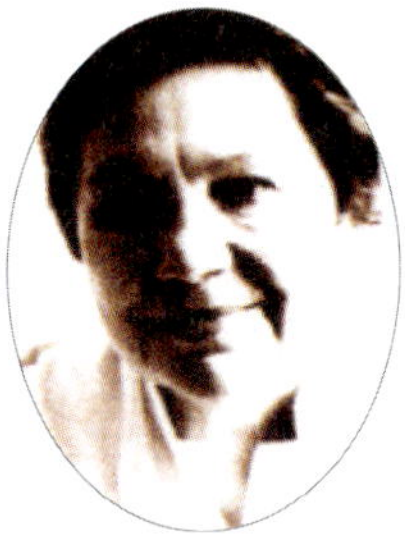

그림 2-3
마거릿 모리
(Marguerite Maury)

모리는 식물의 방향 성분을 인체에 주입할 수 있는 가장 순수한 생명 에너지라고 정의하고 보급에 힘썼다. 또한 그녀는 아로마테라피의 제도적 확립에도 심혈을 기울여 파리, 영국, 스위스에 클리닉을 설립하였다. 그녀는 향유와 미용술 연구에 대한 공헌으로 국제적인 상을 두 차례나 받았다. 그녀는 특히 향유의 안티에이징 효과에 대한 연구에 주력하였으며 그 성과를 1964년에 「인생과 젊음의 비밀」이란 저서에 남겼다.

2 아로마테라피의 분류

아로마는 후각을 통해서 감정 등에 정신적 영향을 미치고, 인간의 신체에 아로마테라피를 적용할 때에는 약리적 · 심리적 작용이 있다는 것을 인식하는 것이 중요하다.

약리작용이란 에센셜 오일이 혈류로 들어가서 호르몬이나 효소 등과 반응할 때의 화학적 변화를 의미하며 생리작용이라는 것은 진정작용이나 자극작용 등 에센셜 오일이 신체의 시스템에 미치는 작용을 의미한다. 심리작용은 향을 흡입할 때 향에 대한 그 사람의 반응을 말한다. 이처럼 아로마테라피에서는 향유와 신체의 화학적인 상호작용, 그리고 오일이 유발시키는 신체적인 변화를 중시하고 있다.

실제로 아로마테라피를 적용할 때는 상황에 따라서 치유(cure)문제에 봉착하게 되는데, 이는 비전문가들도 일반적인 병을 치료하게 허락하는 계기가 되었으며, 다양한 방법이 동원되었다. 즉 어떤 때는 비방의 형태로 어떤 때는 후각적인 방면에 초점을 맞추기도 한다.

오랫동안 아로마테라피는 향의 후각적인 측면에 포커스가 맞춰져 있었다. 정유를 의약적인 용도로 사용하는 것은 서양이나 동양이나 법적으로 규제 · 금지되어 있기 때문에, 아로마테라피의 향취적인 측면을 강조하여 상품화하는 경우가 많다.

1980년대 이후부터 아로마테라피는 기본적으로 4 분야로 나뉘고 있다.

① Medical & clinical aromatherapy : 의약적인 효과를 추구한다.

② Holistic aromatherapy : 병에 직접적으로 작용하기보다는 몸의 치유력을 스스로 만들도록 도와주는 것을 목적으로 하는 분야

③ Esthetic aromatherapy : 마사지를 이용하는 아로마테라피로 화장품 분야에서 많이 이용된다. 주로 영국을 중심으로 발달했으며, 현재 주류를 이루고 있는 아로마테라피 분야이다.

④ Psychological aromatherapy : 후각을 통해 효과를 얻는 것을 추구하며 뒤에 설명할 Aromachology와 같은 개념이다.

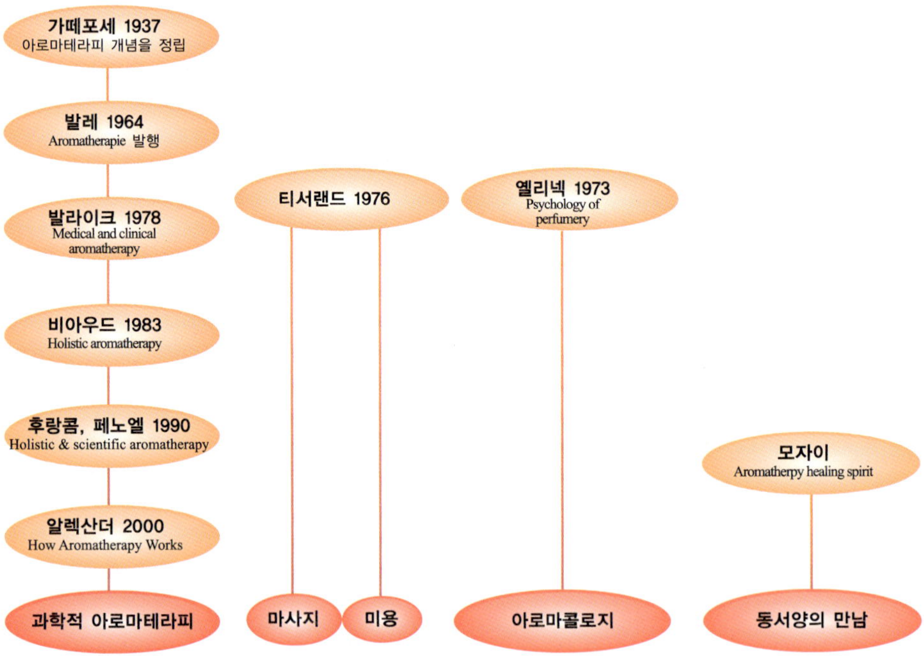

그림 2-4 아로마테라피의 변천

3 향 성분 물질의 흡수경로

향 물질들의 흡수경로는 크게 두 가지로 나눌 수 있는데 첫 번째는 피부를 통한 흡수이며 두 번째는 점막을 통한 흡수이다.

피부를 통한 흡수는 그동안 논란의 대상이 되어 왔으나, 최근의 여러 실험을 통하여 그 일부 성분이 흡수되는 것으로 밝혀졌다. 그러나 피부를 통한 흡수는 모든 물질이 같은 양으로 흡수되는 것은 아니다. 사이퍼메스린(cypermethrin, 살충제)은 1%만 흡수되는 반면에, 벤조산(benzoic acid ; 곰팡이 살균제)의 경우는 65%가 흡수된다(Hotchkiss, 1994).

라벤더의 두 가지 주성분인 리날롤과 리날릴 아세테이트는 20분 안에 흡수되고 90분 안에 배설된다고 한다. 향유의 종류에 따라 시간상의 차이가 나타나기는 하지만, 모든 향유는 피부를 통해 흡수된 후 호흡을 통해 다시 배출되는 것을 발견하였다(Tisserand, 1985).

피부에 도포된 향유는 대부분이 공기 중으로 날아가지만, 캐리어 오일을 사용하면 그 증발 속도가 느려질 수 있으며, 패치를 붙이면 증발이 거의 일어나지 않아서 대부분이 몸으로 흡수된다. 패치를 했을 때 75%의 향이 흡수되는 반면에 패치를 하지 않았을 경우에는 겨우 4%만이 흡수되었다고 보고하였다(Bronaugh, 1990).

피부를 통한 흡수 경로는 세포막을 통해 일어나는데 침투와 확산이라는 두 가지 과정이 있다(Reiger, 1994). 침투는 특정 물질이 피부를 통해 인체 안으로 직접 유입되는 경우를, 확산은 특정 물질이 시간차를 두고 천천히 몸 안으로 흡수되는 경우를 말한다. 향유의 성분들은 모두 지용성이며, 세포막도 지용성이므로 통과가 가능하다. 하지만 정상적인 피부에서는 소량의 성분들이 두꺼운 각질층을 통과하기가 쉽지는 않으나 여러 방법을 동원할 경우에는 가능할 것이다.

카르본(carvone)이 함유된 오일로 마사지를 받은 사람을 조사했더니 10분 이내에 혈중에서 발견되었다(Fuchs et. al., 1997).

각질층은 부분적으로 수용성 및 지용성 특징을 보이므로 해당 물질들이 비교적 쉽게 통과할 수 있으며, 일부 성분들은 각질층에 꽤 오래 남아 있을 수 있다. 각질층을 경유하지 않고 땀샘이나 한선 및 모발을 통해 진피층으로 침투할 수 있고, 캐리어 오일 · 패치 · 폐쇄 드레싱을 사용할 경우는 피부로 가는 양이 많아져서 세포막을 통과한 흡수도 많아질 것이다.

일단 기저막을 통과한 성분들은 진피층에서 여러 경로를 겪을 것이다. 확산에 의하여 퍼져 나가는 성분들은 대식세포에 흡수되어 면역력을 높이게 된다. 다량의 성분이 투여되면 임파선이 붓고, 페퍼민트 등의 경우에 호흡기로 일정 기간 이상 다량을 투여할 때 목이 아픈 경우가 있을 수 있다. 이 경우, 몸이 약한 사람이나 감기에 걸린 사람에게는 부담을 줄 수 있으므로, 주의 깊게 살펴서 상태가 나빠지지 않도록 하여야 한다.

일부는 혈관벽의 비만세포에 접근하여 히스타민 수용체를 자극하여 히스타민을 유리시킬 수 있고 부종 및 두드러기를 발전시킬 수 있다. 또한 진피층의 여러 세포의 수용체를 자극하여 세포의 원래의 기능을 활성화할 수 있다.

또한 일부는 모세혈관을 통과하여 혈류로 들어갈 수 있으며, 나머지의 대부분은 지방세포에 흡수가 되어 천천히 방출되거나, 림프액에 휩쓸려 전신 순환으로 들어갈 수 있다.

피부를 통한 흡수에 영향을 주는 인자로는 앞에서 언급한 마사지를 비롯하여 패치나 폐쇄 드레싱 이외에도 피부의 온도나 캐리어 오일의 성질, 캐리어 오일의 향 보유성, 피부의 수분 함량 등이 있다. 그리고 화상 및 레이저 혹은 박피술로 인한 피부 각질층 또는 진피층의 손상 등에 의해서 그 흡수 경로와 양이 크게 달라질 수 있다. 또한 피부의 어느 부위에 어느 만큼의 넓이에 오일을 적용하는가도 체내 흡수에 영향을 준다.

사람의 점막은 능동적인 물질 교류의 장소이다. 점막은 몸을 둘러싸고 있으며 몸 안에 위치하고 있으나 공기나 음식물 등의 외부 물질에 항상 노출되어 있으며, 정도의 차이는 있으나 분비기능과 흡수기능을 모두 가지고 있다. 점

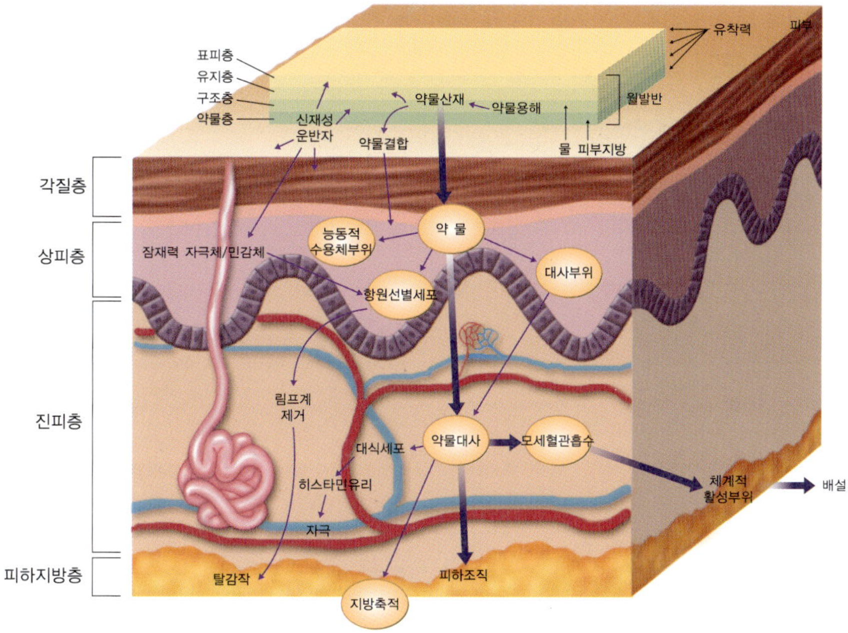

그림 2-5 피부의 약물 흡수도

출처 : Zatz J 1993. Factors affecting absorption of tipically applied substances, In Zatz J(ed.). Skin permeation: Fundamentals and Applications (Wheaton. IL: Allured.)

막의 종류에는 가장 두꺼운 구강 점막을 비롯하여 눈, 호흡기, 소화기, 생식기의 점막 등이 있다.

눈은 약하고 민감하므로 오일의 적용 대상이 아니지만, 다른 부위에는 약물을 비롯하여 분무제 · 페서리(pessary) · 좌약 등이 사용되고 있다.

호흡으로 들어온 향 물질들은 일부분은 호기로 빠져 나간다. 향 물질들은 대부분 크기가 작아서 폐포에까지 도달하게 되지만, 실제로 혈관으로 확산되는 양은 비교적 적고, 대부분이 코와 호흡기 점막에 의해 걸러지며 이들은 뱉어내지 않는 한 위장으로 들어가게 된다.

코를 통해 들어온 향 물질의 10%가 호흡기로 가는 반면에, 나머지 90%는 소화기로 간다고 할 수 있다. 호흡기에서 폐포를 통한 확산은, 얇은 수용성인 막이 있어서 쉬워 보이지는 않지만, 확산된 향 물질이 폐를 통하여 배출되는 것을 보면 가능하다고 생각된다.

많은 양이 위장관계를 거치며, 화학 물질과의 반응성이 비교적 적으므로 소장으로 들어가서 능동적으로, 혹은 확산에 의해 흡수된다. 장 표피에서의 흡수는 세포 간 간극이나 세포막을 통해서 흡수되며, 이들은 장간 순환을 거쳐서 간으로 들어가게 되고, 간에서 대사를 거쳐서 분해되거나 전신 순환으로 들어가게 된다. 특히 테르펜의 경우에는 변형 및 파괴가 적어서 이 과정이 쉽게 이루어진다.

또 언급할 곳은 비강이다. 코에 들어온 향 물질은 후각 점막에서는 점막에 녹아 후각세포의 섬모에 이끌려서 후각수용체를 자극하고 기타의 호흡기 점막에서는 점막에 녹아 삼차신경 말단을 자극한다. 이 자극은 모든 오일에서 일어나며 통증으로 느껴지고 뇌로 감각이 전달되어 향의 구분에 일조하게 된다.

전신 순환에 들어간 향 물질들은 뇌를 포함한 신체 각 부분으로 전파된다. 뇌에서는 뇌혈관 장벽을 넘어서 뇌세포에 작용하며 이 작용은 뇌세포에 직접 작용하기보다는 뇌세포를 둘러싼 미엘린층을 가진 슈반세포나 뇌의 피질하 구조의 세포에 작용하기가 더 쉽다. 이로써 뇌세포의 활성이 더욱 강화된다.

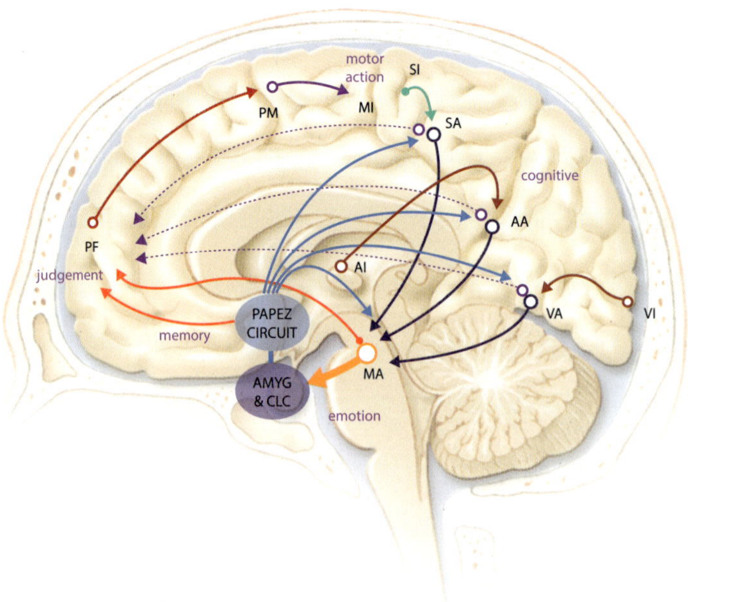

그림 2-6 아로마테라피의 인식과 정서의 과정

또한 향 물질은 혈액 순환에 의해서 각 조직의 세포벽에 있는 적절한 세포 수용체를 활성화하거나 간혹 세포내로 유입되어 세포의 활성에 영향을 준다.

4 아로마테라피의 효과

아로마테라피는 향유를 테라피에 응용한 것으로서, 마사지나 수분, 기타의 테라피를 적용시켜 그 효능을 극대화하는 것이다.

향유의 작용은 전통적으로는 신체에 미치는 향유 고유의 물질적 약리작용과 향유로 유발된 후각이 두뇌에 미치는 심리 및 생리작용으로 크게 구별을 하고 있다. 그러나 향정신성 약품처럼 주로 뇌에서 작용한다거나, 타이레놀처럼 주로 신체의 통증을 담당한다는 구분은 약물에서는 가능하나 향유에서는 불가능하다.

아로마테라피를 시행할 경우에는 주 사용처에 따라 적절한 향유를 선택해야 하며, 테라피를 적용할 때는 작용경로에 따른 효과와 작용 · 부작용을 파악하여 그에 맞도록 시행해야 한다. 그러나 몸에 도포하여 흡수된 향유 성분이 장기에서뿐만 아니라 두뇌에도 분포하여 생리 및 심리적인 작용을 직접적으로 하고 있으므로 이를 파악하기가 그리 쉬운 일은 아니다.

향유 고유의 물질적 작용은, 향유가 여러 성분의 혼합물이며 각 성분마다 고유의 작용이 있고 그 작용들이 각각 상승 및 간섭을 일으킴으로써 하나의 조화로운 스펙트럼을 일으키고 있음에 기초하고 있다. 이것은 피부 도포 시에는 피부에 나타나며, 혈액순환을 통해서 전신에 퍼진 성분들이 각 장기나 조직에 물질적 작용을 일으켜서 나타나기도 한다. 물론 이 성분들은 두뇌에도 분포하고 심리 및 생리작용의 일부로도 표출될 수 있으나 이에 대한 정확한 연구는 아직 이루어지지 않았다.

심리 및 생리작용은 뇌의 기능을 통한 정신적 작용과 내분비적 작용을 말하며, 주로 후각에 의해 유발된 신경 자극에 의해 이루어진다. 이것은 의식 · 감정 · 기억 등의 변화를 주도하게 되고, 감각 · 운동, 호르몬 및 대사에 대한 뇌의 기능에 변화를 준다. 뇌의 기능은 전신의 기능을 명령하고 조절하는 것이므로 이 효과는 전신에 걸쳐서 나타난다.

1. 항균효과

모든 향유는 광범위 혹은 작은 범위의 멸균 혹은 항균효과를 가진다. 광범위한 멸균효과는 티몰(thymol) 성분이 포함된 타임이나, 유제놀(eugenol) 성분이 포함된 클로브 등에서 볼 수 있으며, 효과는 페놀보다도 몇 배 강하다.

향유는 독한 냄새를 풍기는 소독제나 부작용이 있을 수 있는 항생제와는 달리 즐겁게 생활에 적용할 수 있다. 복합 물질인 향유의 항균효과는 단일 성분의 일반 항생제와는 달리 내성이 쉽게 발생하지 않는다는 큰 장점이 있다.

아로마의 항균효과는 대상균에 따라 항바이러스, 항박테리아, 항진균으로 나뉜다. 항박테리아 작용은 가장 뛰어나며, 그 작용대상이 광범위한 균에 걸쳐 있으면 광범위성(broad spectrum)으로, 일부분의 균에만 작용을 하면 협(狹)범위성(narrow spectrum)으로 부른다.

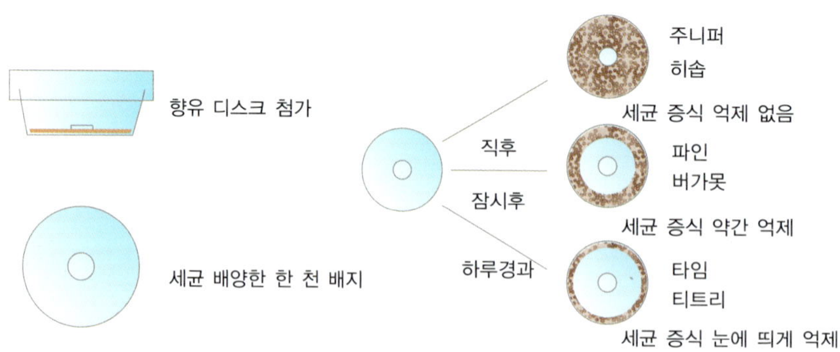

그림 2-7 항균효과

항균은 거의 모든 박테리아를 사멸시키는 멸균(bactericidal), 박테리아의 생체막을 파괴하여 죽이는 항생(antibacterial), 증식을 막는 정균(bacteriostatic) 등으로 구분한다.

향유의 항균효과는 간단한 실험으로써 그 효과를 확인할 수 있는데, 한천(agar) 배지에 특정 세균을 배양한 후 배지 위에 향유를 떨어뜨린 디스크를 올려놓고 일정기간 다시 배양하는 것이다. 이때 배지에 세균이 많이 없어질수록 항균능력이 뛰어나다고 평가한다.

또 이 데이터를 모아서 아로마토그람(aromatogram)을 작성한다. 숫자가 클수록 항균 능력이 뛰어나다. 이러한 아로마토그람을 이용하여 적절한 향유를 골라서 적절히 처치하면 감염을 없앨 수 있다.

성분별로는 페놀군의 오일들이 가장 항균력이 뛰어나며, 알코올이나 테르펜 등이 그 뒤를 잇는다. 그림 2-7의 결과로는 타임과 티트리가 가장 항균력이 좋으며 주니퍼와 히솝의 항균력은 미약하다.

표 2-1을 보면, 바질(basil)은 폐구균에만 어느 정도 효과가 있으며 장내세균이나 기타 균주에는 거의 효과가 없는 것으로 나타났다. 또, 카모마일 로만(chamomile-roman)은 거의 항균력이 없으며, 히솝(hyssop)과 주니퍼(juniper)도 비슷한 결과를 보인다. 라벤더(lavender)는 화농균에 좀더 항균력이 크고 유칼립투스(eucalyptus)는 대부분의 균주에 골고루 작용한다. 라벤더와 유칼립투스는 항균력의 표지인 석탄산과 비슷한 항균력을 보유하고 있다.

가장 뛰어난 항균력은 오레가노(oregano)가 가졌다. 비슷한 항균력을 보이는 것은 타임(thyme)이며, 이 둘은 비슷한 성분들을 가지고 있고 그 주성분은 티몰(thymol)과 카바크롤(carvacrol)이다. 이어서 시나몬(cinnamon)과 클로브(clove)가 높은 항균력을 보이며 이들의 주성분 역시 유제놀과 시나믹 알데히드이다. 알데히드는 공기 정화능력이 크다. 그 밖에 카마줄렌은 항균력과 항소염 작용이 크다.

표 2-1 아로마토그람

	녹농균	대장균	화농균	연쇄 상구균	폐구균	알칼레센스	나이세리아	코리네박테리움	클렙시엘라	칸디다	Aromatic index
	장내 감염	장내 감염	식중독, 화농	화농	폐렴		부비동, 귀 감염	디프테리아	장내 감염	점막 감염	평균치
Atlas cedar	7	13	0	0	0	0	0	9	0	0	3
basil	0	0	2	0	34	0	0	7	0	0	1
bergamot	0	0	2	0	0	0	5	7	14	0	3
neroli	18	21	1	11	0	16	1	9	14	9	9
petitgrain	9	23	16	22	20	16	15	4	25	77	17
cajeput	33	52	6	44	8	73	59	38	33	40	52
chamomile-Roman	0	0	1	0	0	0	0	0	0	0	0
cinnamon	73	65	86	77	67	30	90	69	78	67	69
citronella	6	6	1	0	0	13	0	11	5	0	5
clove	33	52	6	44	8	73	59	38	33	40	52
coriander	0	0	2	0	8	0	0	3	19	0	5
cypress	0	3	0	16	0	0	0	4	0	3	3
eucalyptus	35	16	39	0	45	33	27	40	39	30	33
geranium	12	20	33	28	38	13	31	9	5	2	19
hyssop	0	4	0	11	0	0	0	0	0	0	1
juniper	3	1	2	0	0	0	0	4	0	5	2
laurel	4	0	2	16	0	0	9	11	11	0	3
lavender	20	36	25	61	33	13	19	23	30	26	29
lemon	6	12	9	0	12	13	13	7	0	0	5
lemongrass	0	0	4	0	8	0	0	0	11	0	2
myrtle	27	16	27	0	33	46	25	50	39	13	25
niaouli	21	21	3	16	0	4	0	0	11	11	0
nutmeg	0	0	0	0	4	0	0	11	11	0	3
oregano	92	78	92	83	96	10	92	88	78	78	87
ppm	2	9	1	11	12	6	0	7	3	12	7
pine	29	33	40	28	41	40	21	40	30	26	32
rosemary	0	0	0	16	8	16	0	0	0	2	4
sage	24	28	72	50	50	40	60	71	39	33	36
spike lavender	24	28	72	50	50	40	60	71	39	33	36
tarragon	6	12	22	16	20	0	9	16	25	13	14
thyme	74	72	65	66	92	100	64	64	42	70	71
verbena	0	0	8	0	0	0	0.5	4	0	0	2

2. 소염효과

염증은 감염으로부터 시작된 외인성 염증과 내부로부터의 자가면역성 염증 등이 있다. 염증은 부종 · 홍반 · 통증 등을 동반하며, 만성적인 염증은 조직의 변형이나 괴사를 유발할 수 있다.

염증의 진행과정은 무척 복잡하며 그 과정 중에 프로스타글란딘(prostaglandin)은 강력한 호르몬 물질로서 자궁근 수축 및 혈압 강하 등의 작용을 한다. 아스피린 같은 대부분의 비스테로이드성 소염제는 이 과정을 억제하는 작용을 한다.

스테로이드는 강력한 소염제로서 정상적일 때나 스트레스 시에 부신피질에서 분비되며, 싸움과 도피(fight and flight)반응을 유발하는 호르몬 중의 하나이며, 몸의 물질대사에 지대한 영향을 준다. 그러나 몸의 지방성분을 재배치하고 고혈당, 위궤양, 근육 질환, 녹내장, 피부 변화, 우울증, 불안 등의 부작용을 일으킨다.

카마줄렌이나 비사볼렌은 스테로이드의 절반 정도의 항염 작용을 갖고 있다(Tubarco et al., 1984). 유제놀, 유제닐 아세테이트, 티몰, 캡사이신, 커큐민 그리고 카바크롤 성분 등도 소염 효과가 크다. 이 효능은 초기 염증의 혈관 반응과 밀접한 연관이 있다(Benet et al., 1988). 클로브와 시나몬은 이런 효능이 가장 강하고(약 4시간 지난 후에 나타난다), 파인(dwarf pint, pinus mugo var. pumilo)과 유칼립투스(eucalyptus globulus)는 효능이 느리며, chamomilum nobile는 항염증 효능이 약했다(Wagner et al., 1986).

피부에 바르는 터피넨-4-올과 α - 터피네올 성분은 도포된 스테로이드의 흡수를 도우며(Godwin &Michniak, 1999), 세스키테르펜과 세스키테르페놀도 비슷한 작용을 한다(Cornwall O Barry, 1994).

3. 진통효과

통증은 조직의 손상을 알리는 주관적인 지각으로 사람들이 가장 많이 호소하는 증상이다. 통증은 신체 내에서 일어나는 복잡한 과정 중의 하나이며 신경·생리적 문제들이 얽혀 있다. 사람마다 통증을 느끼는 형태에 따라 표현이 다를 수 있으며, 원인과 형태에 따라 여러 방법으로 분류할 수 있다. 통증은, 국소적이며 날카롭고 찌르는 듯한 신체적 통증과 쑤시고 타는 듯하며 멍한 느낌이 드는 신경통증, 그리고 무디고 아픈 감정적 통증으로 구분할 수 있다. 또한 시기적으로 급성 통증과 만성통증으로 구분하기도 한다.

피부에는 외부 자극을 감지하는 여러 종류의 감각 수용체가 있다. 유해한 자극이 느껴진다는 것은 화학적·물리적·열 자극이 심하다는 것으로 자유신경종말의 막 채널에서 이를 감지한다.

바닐로이드 수용체(vanilloid receptor)는 열이나 캡사이신에도 반응하여 열감을 느끼며, 차가움에 반응하는 막 채널은 멘톨에도 반응하여 시원함을 느낀다. 또한 조직 손상 때 세포에서 방출되는 K^+, 히스타민프로스타글란딘, 혈소판에서 방출되는 세로토닌, 1차 감각 신경세포에서 방출되는 P물질(substance-P), 글루타민산염 등이 통각 수용체의 활성화를 조절한다.

모든 종류의 감각이 일정 한도를 넘으면 통각으로 수용된다.

표 2-2 피부촉각수용체

수용체	자극	위치	구조	작용
자유신경종말	다양한 촉각과 압력 자극	모든 주위와 피부표면 아래	무수화 신경종말	가변적
마이스너소체	작은 파동, 쓰다듬음	피부 표면층	결합조직에 둘러싸임	빠름
파치니소체	진동	피부 표면층	결합조직에 둘러싸임	빠름
쿠피니소체	피부 신장	피부 표면층	확대된 신경종말	느림
메르첼수용체	일정한 압력, 질감	피부 표면층	확대된 신경종말	느림

피부조직에서 얻어진 통증 신호는 뇌로 전달된다. 통각수용체(nociceptor)는 피부, 근육, 관절, 내장 등 어디에도 존재하며 두 가지 경로를 활성화한다. 첫째는 척수에서 통합되는 반사반응 경로이고 둘째는 의식을 느끼는 감각 피질로 가는 경로이다.

통각수용체에서 나오는 구심성 신호는 세 가지 감각 섬유(Aβ , AΔ, C)를 통과한다. Aβ 섬유는 물리적 자극을, AΔ는 차가움, 빠른 통증과 물리적 자극을, C섬유는 느린 통증과 열, 차가움, 물리적 자극을 전달한다. Aβ 와 C 섬유는 억제성 뉴런과 시냅스를 형성한다. 만약 모서리에 부딪힌 정강이를 문지를 때는 억제성 뉴런이 활성화되어 통증이 줄어들게 된다.

통증은 골격근에서도 일어난다. 운동 시에 근육 내의 타는 듯한 혹은 허혈성(ischemic) 통증은 락트산 혹은 K^+ 같은 대사물질에 의해 일어나며, 자유신경종말이 이런 변화를 감지한다.

통증의 원인은 다양하지만 개인적인 성향이 아주 강하다. 같은 자극에도 통증이 크게도 작게도 느낄 수도 있다.

절망 또는 걱정과 같은 감정들은 통증을 높이고 기쁨과 안정은 통증을 감소시키는 것으로 보인다. 통증은 정서적인 문제이며 기분과 밀접하게 연관되어 있다. 통증으로 괴로워하는 사람은 종종 인내심과 죄책감까지도 느끼는 사람이 있다.

만성 통증은 무력감이나 심약함을 제공한다. 통증은 감정과도 결부되어 있어서 아플 때 도움을 받지 못하면 절망과 걱정에 빠져들기 쉬우며 혼자라고 생각될 때에도 통증에 대한 인식을 바꾸고 절망에서 빠져나오기가 쉽지 않다.

통증은 진통제로 완화시키는데 진통제에는 마약성과 비마약성이 있다.

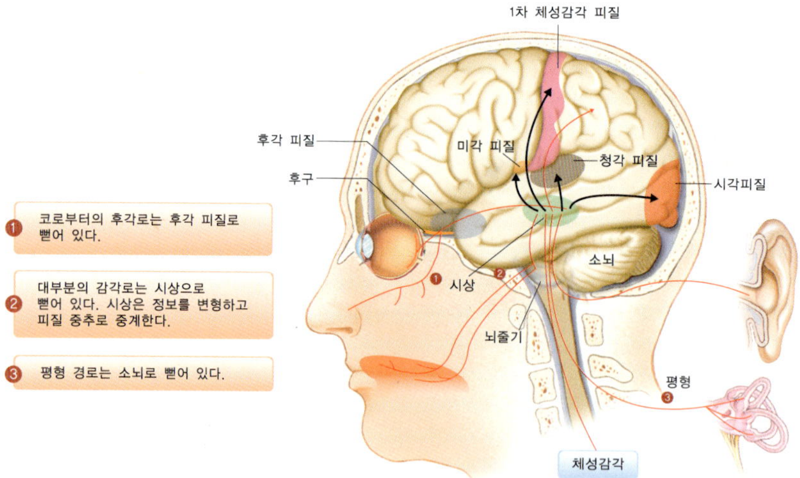

그림 2-8 뇌의 감각로

후각경로를 제외한 대부분의 경로는 시상을 통과하여 대뇌 피질로 간다. 약간의 평형경로는 직접 소뇌로 간다.

마취제는 마약성 유도제로 양귀비(Papaver somniferum) 식물에서 추출하는 모르핀(Morphine)이다. 뇌에서는 모르핀과 같은 마약성 진통제 물질(Met-enkephalin, Leu-enkephalin, β-endorphin)이 생성되며 감정적 통증은 이들에 의해서 차단된다.

모르핀은 대뇌피질을 위축시켜 집중력 감소뿐만 아니라 통증도 감소시킨다. 또한 신경전달물질인 아세틸콜린을 감소시켜 호흡과 기침을 억제한다.

일랑일랑(Cananga odorata)은 유사마약성 특성이 있어서 자극이 적으며 때때로 마약성 약물의 효과를 강화할 수 있다. 또한 마약성분의 진통제인 코데인(codein)은 마른기침을 억제할 뿐만 아니라 일상적인 통증 제거를 위해 사용된다. 이들은 모두 중독성이 있으나 만성 통증환자의 중독 위험은 많이 감소된다.

아스피린과 아세트아미노펜은 비마약성 진통제의 대표 약물이다. 아스피린은 항염효과도 가지고 있다. 아스피린은 살리실산에서 유래한 것이며 버드나무 껍질에 많이 포함되어 있다.

아스피린은 중추신경계와 말초신경계 내의 프로스타글란딘의 합성을 억제하며 출혈, 위궤양, 신장 혈류 변화 등의 부작용이 있을 수 있으며, 특히 윈터그린을 사용한 아로마테라피에서는 아스피린을 복용하는 환자는 주의 해야한다. 아세트아미노펜은 중추신경계에서 프로스타글란딘 합성만 억제하며 항염증성 효과가 없는 진통제이다.

통증 중 전통적인 방법으로 치료하기 곤란한 것이 만성통증 증후군(chronic pain syndrome)이다. 두통 제거 알약은 두통을 줄이는 근본적인 해결책이 되지 못하고 단지 사람이 제기능을 계속하도록 허용할 뿐이다. 만성통증은 일종의 복합적 기능 장애로 통증과 주변에 대한 인식부족이 주원인이며, 걱정 · 불안 · 두려움 등의 감정과도 밀접하게 연관되어 있다.

접촉을 통한 아로마테라피는 무척 부드러워서 만성통증을 완화시키는 데 도움이 될 수 있다. 접촉이나 긴장완화, 그리고 즐거움 등의 감각은 개인이 그들 주변 세계를 감지하고, 어떻게 그들 자신에 대해 느끼는지에 중요한 역할을 하며 이것은 통증 인식을 포함한다(Beck &Beck, 1987). 향유의 향은 기쁨을 준다. 아로마테라피는 엔돌핀과 밀접하게 연결되어 있어 감지 시스템에 작용하고 부교감신경 반응을 강화하는 것으로 보인다(Weil, 1996).

긴장을 이완시키는 에센셜 오일의 발향은 통증의 인지를 변화시킬 수 있다(Buckle, 1999). 아로마의 냄새는 신경전달물질인 도파민과 세로토닌 및 노르아드레날린에 영향을 주어 통증의 인지 및 통증에 대한 행위에 영향을 준다.

향 물질로는 레몬그라스(Cymbopogon citratus)에 20%까지 들어 있는 테르펜인 미르센(myrcene)이 중추와 말초신경에 모두 진통작용을 하는 것으로 밝혀졌다. 이는 로즈마리, 프랑킨센스, 주니퍼, 장미, 진저, 버베나 등에서도 소량이 발견된다(Sheppard Hangar, 1991).

아르테미시아 캐룰레센(Moran et al., 1989), 네페타캐사레아(Aydin et al., 1998), 오리가눔 오니테스(Aydin et al., 1996), 라벤더(Ghelaridini et al., 1999), 몰약 추출물(Commiphora molmol), 페퍼민트 오일, 캡사이신 등에서도 진통효과가 발견되고 있다.

근육의 경련은 통증을 일으킨다. 따라서 근육으로의 혈액공급을 늘리고 노폐물을 제거하는 것이 통증을 완화하는 적절한 방법이 될 수 있다. 마사지와 함께 로만 카모마일, 라벤더, 프티그레인, 클라리세이지, 프랑킨센스 같은 에스테르 성분의 향유들이 효과적이다.

단순한 급성의 국소적인 통증보다 만성적인 통증은 원인도 불분명하고 복합적인 경우가 많다. 이때에는 블랙페퍼, 카유풋, 로만 카모타일, 클로브, 프랑킨센스, 제라늄, 진저, 주니퍼, 라벤더, 스파이크 라벤더, 레몬그라스, 마조람 스위트, 미르, 만다린, 페퍼민트, 로즈, 로즈마리, 버가못, 일랑일랑 등이 도움이 된다.

4. 정신 · 신경효과

향 분자가 인체에 영향을 미치는 과정의 백미는 역시 후각을 통한 과정이다. 향 물질이 후각 세포를 자극하여 신호를 발생시키며, 이 신호들은 후구에 모인다. 후구에는 아세틸콜린(Ach), 세로토닌(5HT), 도파민(DA) 및 가바(GABA)가 중재하는 시냅스가 이들 중추에서 뻗어나와 있으며(원심성; 후각은 뇌화학물질에 의해 영향을 받는다), 구심성 섬유인 후각로(olfactory tract)는 후각돌기(olfactory tubercle)를 지나서 세 갈래로 갈라진다. 후각 신경절에서 발달된 시상(thalamus)은 시냅스를 거치지 않고 전뇌(telencephalon)와 변연계로 직접 들어간다. 게다가 이 신경은 다른 신경과는 달리 끊임없이 복제된다.

후각 중추를 담당하는 피질은 분명하게 밝혀지지는 않았지만 해마 부근의 측두엽, 해마회, 각회, 해마 실질 등을 포함할 것으로 추측된다. 이것은 후각이 기억과 밀접하게 연관이 되어서 후각 중추를 따로 만들 필요가 없었기 때문이었다고 생각된다. 해마와 편도체 주변의 핵으로 구성된 변연계는 기억 및 감정을 주로 다스리며, 시상(모든 구심성 감각의 집합부위 및 각성, 수면, 호흡 등을 담당하는 뇌교로의 접합부, 또한 호르몬과 자율신경을 담당하는 시상하부로의 접합부), 보상회로(도파민을 매개체로 하는 보상 중추), 기저핵(원심성 운동 조절 부위), 전전두엽 등과 시냅스를 하고 있으며 그 기능을 함께한다.

변연계는 감정(emotions)과 감정적 중요성의 평가, 그리고 외부 세계 사건들의 잠재적 가치(potential value of events) 평가에 관계한다. 주로 위험한하거나 나쁜 감정에 대한 기억에 반응하는 편도체는 두려움 및 공격성을 표출한다. 변연엽과 전전두엽은 욕동과 목표지향성 및 감정의 표출 조절을, 중격핵 및 N. accumbens는 보상(즐거움)회로를, 시상하부와 망상체가 있는 뇌교는 호르몬 · 종족보존 · 성욕 · 식욕 등을, 해마(기억의 중추이며 주로 좋은 냄새와 기억을 혼합함, 스트레스 호르몬인 코티졸의 수용체가 많아서 스트레스에 매우 민감함)를 중심으로 한 파페즈(Papez) 회로는 기억과 학습을 담당한다.

전두엽은 판단 · 예지 · 계획 같은 추상적인 과정들을 귀납적인 양성 되먹임 고리를 통해 구체화하는 장소이며, 냄새는, 그것의 성질을 확인하기도 전에 그리고 그것에 대해 어떻게 반응할지를 결정하기도 전에, 분출하듯이 뿜어내어서 여기저기로 그 반응을 전달한다. 이 과정은 순식간에 일어난다. 이 과정을 이해하면 후각 시스템이 인지상태, 정신적 감상들, 동기화와 감정적 욕망들, 실행과 운동 기능들, 기억과 학습, 연관된 행위들을 주로 통제하는 뇌 부위에 영향을 줄 수 있다는 것을 충분히 이해할 수 있을 것이다. 주의(attention)나 각성(arousal) 및 집중(선택적 주의–뇌의 일부분만 활성화 됨)은 전체적인 뇌의 활성과 관련이 있다.

Searle(1995)는 감각의 과정들과 그것과 연관된 정신적 현상들은 실제 사람 두뇌의 실질적인 신체적 · 화학적 성질들에 의해서 일어난다고 했다. 냄새를 선택하면 특별한 감각 및 목표들과 연결할 수 있게 해 준다. 이런 실질적인 조절 과정은 변연계에서 일어나며 망상체와 함께 이러한 반응을 선도하고(LeDoux1996), 띠이랑(cingulate) 전반부는 그 의사결정의 역할을 맡는다(McLean 1993).

띠이랑 전반부와 여타의 변연계 구조물들은 판내시상핵에서 신경 섬유를 받으며, 뇌교의 콜린성 테그멘툼 세포들은 아세틸콜린을 매개로 하여 뇌 전체로 이것을 전달한다. 냄새 · 통증 · 감정적 느낌 같은 주관적 경험은 측두엽에서 발생하며, 측두엽이 의식적 지각과 관련 있음을 강하게 의미한다.

모든 사람의 뇌는, 한 가지 자극이 들어왔을 때 비록 활성화 정도와 활성화 속도는 다르더라도, 뇌 전체가 동시에 활성화된다. 여러 다른 냄새를 맡게 한 후에 뇌 영상을 촬영한 보고서(Levy et al 1997, Doty Symposium 1999)에서는 감정(affective) · 인지(cognitive) · 능동(con- ation) · 평가기능과 연관된 뇌 영역과 사고(thoughts) · 감정(feelings) · 정서(emotions) · 운동을 담당하는 뇌 영역들에서 활성 변이들이 증가되는 것이 관찰되었다. 또한 긍정적으로 인식되는 냄새와 부정적으로 인식되는 냄새들은 뇌의 다른 부위들에 영향을 주었다. 이는 부정적으로 인식된 냄새(odorants)가 긍정적인 것과는 다른 처리 과정을 따른다는 것을 의미한다.

특이한 행위 효과를 가진 것으로 판명된 두뇌의 영역에 영향을 주는 특이한 냄새는 특정한 행위를 조절하는 것과 상관관계가 없음이 밝혀졌다. 그러나 전두엽 부위(띠이랑 부위, 안와–전두 피질) 및 측두엽은 다양한 냄새에 의해 규칙적으로 영향을 받는 부위로 밝혀졌다.

그렇다면 하나의 냄새가 왜 사람마다 다른 느낌을 갖게 하며, 다른 효과를 나타나게 하는가? 이 질문은 아로마테라피의 최대 문제점이자 최고의 강점이다. 문제의 답은 뇌의 구조에 있다. 여기서의 구조는 해부학적인 구조가 아니라 기능적인 뇌의 연결망을 말한다. 신경 자극(impulse)이 시냅스를 하나 통과할 때마다 신경전달물질이 방출되고 시간이 걸린다. 극히 짧은 시간이지만 뇌에는 항진자극(positive impulse)과 억제자극(negative impulse)이 항상 존재하며, 어느 쪽이 빨리 반응하는지가 따라서 그 반응의 성질(항진 혹은 억제)이 결정되며, 활성화 부위도 결정된다.

탁 트인 신경망을 가진 사람은 모든 후각 자극에 뇌의 모든 부분이 능동적으로 반응할 것이며, 나쁜 기억으로 인해 일부의 신경망이 억제된 사람은 그 부분의 뇌는 활성화되지 않을 것이다. 우리 두뇌는 어머니의 뱃속에서부터 발달한다. 태어난 아기는 유아기에 두뇌 성장 속도가 가장 빠르며, 그 이후에 사회적인 지능을 배우게 된다. 냄새는 끊임없이 우리 주위를 둘러싸고 있으며, 우리의 뇌를 자극하고 있다.

어릴 때부터 좋은 냄새를 맡게 한다면 앞에서 열거한 기능들을 훌륭히 수행할 수 있는 두뇌로 발육시킬 수 있을 것이다.

두뇌의 구조가 어느 정도 완성이 되고 하나의 인격이 갖추어진 후에도, 뇌는 자극을 받아 끊임없이 변화한다. 이것이 바로 뇌의 가소성이며, 본인의 노력 여하에 따라 뇌의 시냅스의 구조는 변화할 수 있음을 의미한다. 이때에도 냄새자극은 큰 역할을 할 수 있다. 냄새자극은 어떤 자극보다도 뇌에서 널리 퍼져 나간다. 좋은 자극을 주고 적절한 강화를 하면 짧은 기간 내에 뇌의 구조를 변경시킬 수 있다.

우울증 같은 경우에도 문제는 뇌의 구조에 있다. 외부에서 오는 모든 자극들이 좋은 쪽의 자극은 차단이 되고 우울증 쪽으로 자극이 전달되는 것이다. 향유는 뇌의 깊은 곳에서부터 자극을 준다. 깊은 곳에서부터 억제 자극을 제거해 주고 항진적인 자극을 높여 준다. 우울증 치료에 아로마테라피가 가장 효과가 있는 이유이다.

아로마의 항진 효과는 antipsychotic(항정신성), antianxiety(항불안성- 진정, 수면유도), antidepressant(항우울성, 기분전환), antimanic(항조성)으로 나눌 수 있다. 각성, 인지, 자율신경, 신체 리듬 조절, 감정, 재활의 포괄적인 프로그램을 포함하는 아로마테라피를 실행할 때, 그 정도에 따라 진정과 수면 및 항우울 목적의 향유를 적절히 사용하면 효과를 볼 수 있다.

5. 정신 · 신체 효과

정신과 신체는 분리할 수 없는 인간의 두 측면으로, 의사소통의 편리성에 따라 구분할 뿐이다. 뇌에서 발생한 정신적인 사안들은 신경계를 따라 효과기인 근육과 선(gland)에 전달되며 여기서 구체적인 작용이 이루어진다. 그러나 눈에 보이지 않는 또 다른 작용이 있다. 신경계에서 유도된 여러 화학물질들은 몸의 평형을 이루거나, 특정 사안에 스트레스 반응을 일으킨다. 여기에 관계된 것이 면역계와 내분비계이고 면역반응과 스트레스 반응이다.

이 신경계, 면역계, 내분비계 세 시스템은 뗄 수 없는 관계이며PNI(psycho-neuroimmuno logy)나 신경내분비 등의 학문으로 연구되고 있다. 면역계의 주 기능은 외부 침입자를 확인하고 대처하는 시스템이며, 신경내분비계는 자율 신경계와 함께 항상성(수분, 체온, 에너지 등)을 위한 시스템이다.

면역계를 활성화하는 것은 외부 침입자이며 바이러스나 박테리아 등의 생물과 화학물질 같은 무생물이 포함된다. 라벤더에 포함된 물질 중 어떤 것은 외부 침입자로 인식이 되어 비특이성 면역계를 자극하여 면역력을 높이게 된다.

면역과정 중에 생기는 인터루킨(IL) 등의 물질은 편도체 및 시상하부에서 부신피질호르몬 유발호르몬(CRH)을 생성하여 HPA(시상하부–뇌하수체–부신피질) 축을 활성화한다. 이것은 스트레스와 면역반응을 통합하여 반응시킨다. 스트레스를 받으면 싸움과 도피(fight and flight)반응이 나타나며 뇌의 아드레날린(노르에피네프린)계를 활성화하여 각성과 집중력을 높인다.

내분비계는 시상하부에서 분비되는 여러 분비인자가 뇌하수체를 자극하여 분비 호르몬을 발생 하고, 이것이 각 호르몬 기관에서 호르몬을 생성하게 한다. 생식선의 호르몬은 종족 보존을 위한 몸만들기 · 구애 · 교미 · 모성행동 등의 생식활동을 조절하고 감정 · 학습 · 기억에도 영향을 준다. 갑상선 호르몬은 에너지 대사에 중요하며, 부신피질 호르몬은 포도당 · 염류 · 성 호르몬을 방출한다.

아로마테라피는 두뇌와 신체에서의 활성을 통하여 면역력을 높일 뿐만 아니라 각 호르몬의 원활한 생성을 유도한다. 아로마테라피는 외부로부터의 침입에 대처할 수 있게 해주며, 내부에서의 항상성을 유지시켜 일시적인 호르몬 불균형이 있을 때에는 보완해 줄 수 있다.

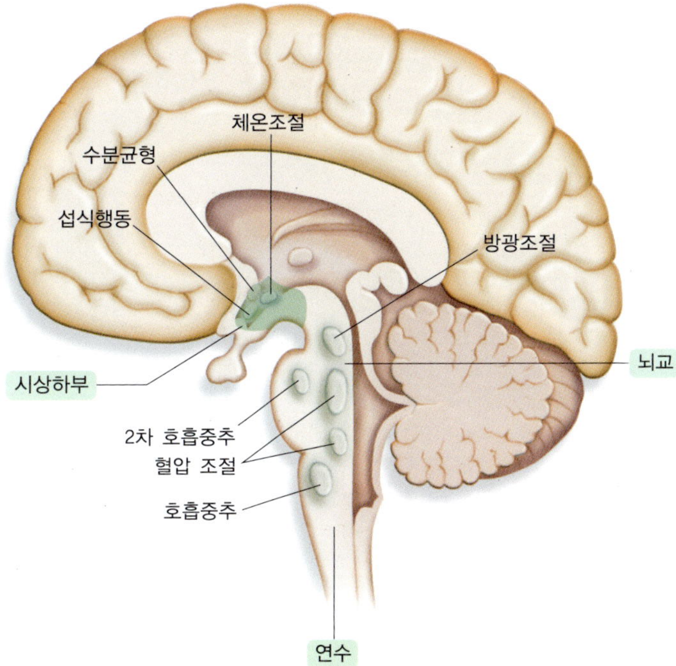

그림 2-9 시상하부의 기능

5 아로마테라피의 사용법

아로마는 호흡과 피부도포를 통해서 몸에 흡수시킬 수 있다. 좀더 안락하게 많은 양을 흡수시키기 위해서는 마사지 · 목욕 · 족욕 등의 여러 방법이 있으며, 간편하게 사용하고자 할 때에는 건식 흡입 · 스프레이 · 연고 · 로션 등을 이용한다. 호흡기 질환에는 연무기(nebulizer) 등을 사용한 증기흡입법을, 오랫동안 향에 노출되기 위해서는 발향법을 사용한다.

1. 마사지법

아로마를 이용한 마사지법은 마사지를 통해 촉각을 자극함으로써 엔돌핀 생산을 촉진하고 시술자와 환자 간의 정서적 유대를 통하여 정신적 안정감을 강화하며, 위약 효과(placebo effect)도 극대화한다.

마사지는 발적 및 국소혈류 증가, 림프 드레인, 내장 운동성 증가, 근육의 이완, 통증의 감소, 이뇨 등 여러 효과가 있으며 자율신경의 활성화도 빼놓을 수 없다. 마사지는 정신적 스트레스의 해소 효과가 탁월하며, 피부 및 호흡기 질환이나 소화기 질환, 부인과 질환의 경우에 유용하게 쓰인다.

발 마사지도 반사 신경을 자극한다.

전신 마사지를 할 때에는 피부손상이 없도록 정유를 캐리어 오일에 희석해서 사용한다. 향유의 희석 비율은 2~3% 정도이며 피부 타입에 알맞은 캐리어 오일을 선택한다. 또한 산화 방지를 위하여 이브닝 프라임로즈나 그레이프시드 오일 또는 비타민 E를 5% 정도 첨가하는 것이 좋다.

국소 부위를 마사지할 때에는 용도에 따라서 희석 정도를 적절히 선택한다. 좁은 부위의 마사지에는 치료 용도와 그 범위에 맞추어 농도를 증가시킬 수는 있으나 발적 및 부작용의 발생을 항상 염두에 두어야 한다. 지극히 좁은 부위에는 니트 오일의 사용도 가능하나 권장되지는 않는다.

2. 흡입법

이 방법은 후각을 자극해서 향유를 흡수하는 매우 효과적인 방법이다. 향유들은 후각 신경을 자극하고 변연계(limbic system)로 직접 신호를 전달하여 감정과 기억 및 정서를 관장하는 뇌의 부위로 그 신호를 전달한다. 이 방법에 의하여 호르몬 분비가 활성화되고 신체 기능이 균형을 잡으며 흡입된 향은 폐로 들어가서 혈액에 용해되어 신체 각 기관에 퍼지게 된다.

정신적인 문제가 있거나 휴식을 취할 때, 호흡기 질환, 호르몬 불균형 등의 경우에 유용하다.

(1) 증기 흡입법 (steam inhalation)

전통적 증기 흡입법은, 큰 대접에 따뜻한 물을 받아 향유 2~4 방울을 떨어뜨린다. 눈을 뜨면 자극이 되므로 처음에는 눈을 감고 코를 들이밀어 약 3~5분

동안 흡입한다. 머리 위로 수건 등을 씌워 향이 날아가는 것을 막는다. 뜨거운 물은 향이 급하게 발산하므로 물의 온도는 체온보다 약간 높게 한다. 안면 피부에도 향의 작용이 일어날 수 있다. 증기와 함께 향 물질을 흡수하므로 호흡기나 얼굴 피부에 효과적이다.

연구용 연무기를 이용한 흡입은 다량의 수분과 향을 흡입하게 되므로 향유의 방울 수를 조금 줄인다. 나머지는 증기 흡입법과 같다. 가습기를 이용할 때에는 가습기 물에 향유를 떨어뜨리면 좋은 결과가 나오지 않으므로 따뜻한 증기가 나오는 입구 주변에 향유를 묻힌 솜이나 티슈를 놓아두어 증기와 함께 발향시킨다.

(2) 건식 흡입법 (dry inhalation)

부정기적인 증상이나 언제 나타날지 모르는 증상에 즉각적으로 대응하는 방법이다. 손수건이나 티슈 혹은 손등에 향유 1방울을 떨어뜨려 흡입한다. 불안 · 멀미 · 두통을 치료하고 집중력을 높이는 방법이며, 증상이 없어질 때까지 약 3분 정도 지속한다.

(3) 스프레이 흡입법 (spray inhalation)

물이나 알코올에 희석한 향유를 만들어 스프레이 용기에 넣는다. 손에 스프레이를 뿌린 다음, 손을 코에 대고 흡입한다. 건식 흡입법과 비슷한 용도로 사용한다. 구취제거나 인후염의 증상완화를 비롯하여 겨드랑이 땀 냄새 제거에 사용할 수 있다. 물에 떨어뜨린 향유를 사용할 때는 흔들어서 사용한다. 더운 날 뿌리는 시원한 물방울과 향긋한 오렌지 냄새는 기분 전환에 최고이다.

(4) 연고 흡입법 (ointment inhalation)

크림이나 연고를 사용한다. 연고 사용 방법은 흡입과 마사지 두 가지가 있다.

비염 같은 경우에는 베이스로 밀랍, 바셀린(vaseline), 코코아버터를 써도 된다. 건선이나 아토피, 습진처럼 문질러야 될 경우에는 피부 흡수도 촉진하고 자극도 없는 밀랍(beeswax)을 베이스로 하여 향유와 2~5% 농도로 희석하여 연고를 만든다. 소량을 사용할 경우에는 좀더 높은 농도의 연고를 만들 수도 있다.

3. 발향법

향유를 대기 중에 확산시켜 장시간 흡입하는 방법으로 원리는 흡입법과 동일하다. 향을 확산시키려면 향유의 온도를 높여야 하며, 전기 램프 · 촛불 · 물 · 히터 · 자동분사기 등의 방법이 있다. 또한 온도를 높이지 않는 방법으로 베개나 꽃, 포푸리(potpourri), 보석 등에 뿌려서 자연 확산으로 장시간 흡입할 수 있다.

발향법은 공기 중에 향을 발산하는 것이므로 농도가 중요한데, 발향 시에는 3.3m^2당 1방울 정도가 좋고, 거실에서의 유지 농도는 외출 후 문을 열었을 때 가벼운 향이 코끝에 스칠 정도면 적당하며, 방에서는 하루 1~2회 정도의 사용이 적당하다(장기간 동일한 향의 사용은 하지 않는 것이 좋다).

향유는 확산성이 좋고 공기 정화에 좋은 알데히드계의 정유가 바람직하다. 기분전환, 분위기 고양, 심신 안정, 불면증, 여성 호르몬 문제, 폐경 문제, 비만, 만성적 알레르기, 집중력강화 등 필요에 따라 적절한 향유를 선택한다.

4. 목욕법

마사지를 통해 피부로 향유가 흡수되거나 증기흡입으로 뇌와 폐로 향유가 침투하는 복합된 방법으로 이용되는 것이 목욕법이다.

(1) 전신 및 반신 목욕법

욕조에 체온과 비슷한 온도의 물을 담는다. 8방울 정도의 향유를 떨어뜨리고 안정을 취하며 약 20분 정도 욕조에 몸을 담근다. 부인과 질환, 폐경기 질환, 생리 전 긴장 증후군, 알레르기 질환 등에 사용된다. 향유가 급속히 피부와 인체로 침투하기 때문에 주 4회를 초과하지 않도록 한다.

(2) 족욕법, 수욕법 (foot bath, hand bath)

족욕법은 무좀이나 발의 피부 질환에 사용할 수 있다. 목욕의 불편함을 피하면서도 비슷한 효과를 볼 수 있다. 같은 원리인 수욕법도 편리한 방법이다. 족욕법에서는 4방울의 향유를 대야에 떨어뜨린다.

(3) 좌욕법 (sitz bath)

부인과 질환이나 항문질환 및 치질의 경우에 사용한다. 대야에 향유 10 방울 정도를 사용한다.

5. 융해 배스 (Junge bath)

목욕법의 일종으로 아로마 오일을 유화제 없이 물리적으로 물에 잘게 분산시킨 후에 입욕한 사람에게 솔 마사지를 한다. 약 20분 간의 수중 전신 마사지 후 30분~1시간의 휴식이 필요하다. 조건에 맞는 시행을 하면 향유의 피부 흡수가 극대화(100배 이상)된다.

6. 그 밖의 방법

이외에도 구취 제거와 입안의 염증 제거를 위하여 향유로 가글 액을 만들어서 사용할 수도 있다. 입안에 직접 향유를 닿게 하는 방법이므로 물 1컵에 1~2 방울만 사용한다. 또한 꿀물이나 녹차에 향유를 한 방울 떨어뜨려 내복하는 음용법도 있다. 다량을 사용하지 않도록 한다.

6 아로마와 대체의학

1. 기(Aura = Etheric body, 氣)

기는 한의학 용어로 많이 알려져 있으며 오래전부터 우리의 몸과 정신을 단련하면 기가 팽창하고 굳세어진다는 믿음으로 기를 수련하였다. 눈에는 보이지 않으나 Kirlin photography로 기를 추적할 수 있게 되었으며, 현재 다방면에서 응용 · 사용되고 있다. 전통 아로마테라피에서는 향유마다 고유의 기가 있다고 생각하며 이를 응용하는 치료사들도 있다(Subtle aromatherapy).

2. 동종요법(Homoeopathy, 同種療法)

다량의 병원체에 의해 발병한 증상에 동일(유사)한 병원체를 극미량 가할 경우에는 그 증상이 오히려 치료가 된다는 이론에 근거를 두고 있으며 그 물질이 가지고 있는 순수한 에너지 파장을 치료 도구로 삼는다. 원료는 동물성과 식물성 또는 광물성의 어느 것이나 가능하며, 그것을 연속적으로 희석해서 제조한다.

동종요법은 아로마테라피와는 맞지 않는 측면이 많다. 동종요법의 치료제는 순수한 에너지파인데, 아로마의 에너지파와 맞지 않으므로 같이 사용할 수 없다는 입장과 동종요법 사용 후에 아로마테라피를 할 수 있다는 입장이 있다. 대개 강한(유칼립투스, 페퍼민트, 타임 등) 아로마는 이런 치료에는 적합하지는 않다고 한다.

동종요법의 일종인 바하 플라워 요법(Bach flower remedies)은 위통의 경우(동종요법의 훌륭한 케이스)에 아로마테라피 마사지와 병행하면 더욱 효과가 있다고 한다. 바하 플라워 치료제는 38가지가 있으며, 해독요법에 훌륭한 역할을 한다고 하여, 종종 아로마테라피와 보완적으로 병용되기도 한다.

3. 리플렉솔로지(반사요법, Reflexology = Zone therapy)

오리지널 리플렉솔로지에서는 향유를 사용하질 않지만, 다양한 변형된 방법들이 시도되고 있고, 상당한 시너지 효과를 나타내고 있다. 아로마테라피스트는 진찰과 치료과정에서 이를 응용하기도 한다. 이 방법은 이상이 있는 압점에 해당 증상에 효과가 있는 정유를 발라서 복합적인 효과를 유도한다.

4. 명상(Meditation, 瞑想)

명상의 목적은 여러 가지가 있으나, 중요한 목표 중의 하나는 이완이다. 명상은 아로마테라피와 잘 조화시킬 수 있으며 명상에서 흔히 쓰는 방법은 샌달우드 흡입이다.

스트레스성 질환, 불안, 우울 또는 각종 신체적 증상들을 명상과 함께 아로마테라피를 하면 근원적인 치유에 더욱 도움이 될 것이다.

5. 삼림욕(森林浴)

숲에서 나오는 피톤치드(phytoncide) 등의 테르펜들에 접촉함으로써 여러 치료 효과를 거둘 수 있다(거담, 강장, 통변, 이완 등). 또한 실내 발향 등의 방법으로 각종의 향유를 흡입하면 삼림욕과 유사한 효과를 실내에서도 얻을 수가 있다.

6. 생약학(Herbal Medicine, 生藥學)

아로마테라피가 식물을 이용한 치료라는 점에서 아로마테라피는 생약학의 일부에 포함될 수 있다. 이런 방법들은 상호 보완적인 성질을 띨 수 있으나 식물 전체나 일부를 사용하더라도 향유의 효능과는 많이 다를 수 있다는 사실을 잊지 말아야 한다.

7. 피토테라피(식물치료학, Phytotherapy)

용어의 어원에서 알 수 있듯이 식물을 이용한 치료체계 전반을 의미한다. 유럽에서는 생약학을 지칭하는 용어로 대용되기도 한다.

8. 자연요법(Naturopathy, 自然療法)

자연요법은 "신체가 갖고 있는 자가치유력(homeostasis)을 극대화하면 몸이 알아서 치료해 준다"는 생각으로, 신체를 이상적으로 지원해 줄 수 있는 적절한 주변 환경을 조성하는 것을 치료의 목표로 하는 요법이다.

자연요법가들은 절식이나 금식과 같은 식이요법을 비롯, 적절한 비타민과 미네랄의 섭취는 물론, 물(水)치료법이나 기타 다양한 이완 및 촉진 기법 등을 도입하여 사용한다. 이러한 입장에서 아로마테라피는 자연요법의 한 분야로 훌륭한 역할을 할 수 있다.

9. 침술(Acupuncture, 鍼術)

리플렉솔로지처럼 특정 혈에 각 증상에 대응하는 정유를 마사지해 주는 방법 등이 있다.

7 아로마콜로지(aromachology)

아로마콜로지는 1982년 Fragrance Research Fund(FRF)가 설립되면서 만들어진 용어이다. 이 재단은 비영리 단체로 1993년 Olfactory Research Fund로 명칭을 바꾸었는데, 이 재단이 정의한 아로마테라피와 아로마콜로지의 정의는 다음과 같다.

1. 아로마테라피

① 민속학적인 전통에 의한 향의 치료 효과 추구
② 정신적 · 신체적 치료 효과 추구
③ 마사지를 통한 피부 흡수, 내복, 후각 등을 통한 생리적 효과 추구
④ 천연 정유만의 사용
⑤ 인식 자체보다는 직접적인 생리작용 등dp 목적을 둔다.

2. 아로마콜로지

① 재현성 있는 과학적 접근방법에 의한 통계적 분석 가능 요구
② 인간의 삶의 질 향상을 위한 감정 행동에 미치는 일시적 효과 추구
③ 천연, 합성 혹은 혼합물이 모든 것에 의한 효과를 추구한다.

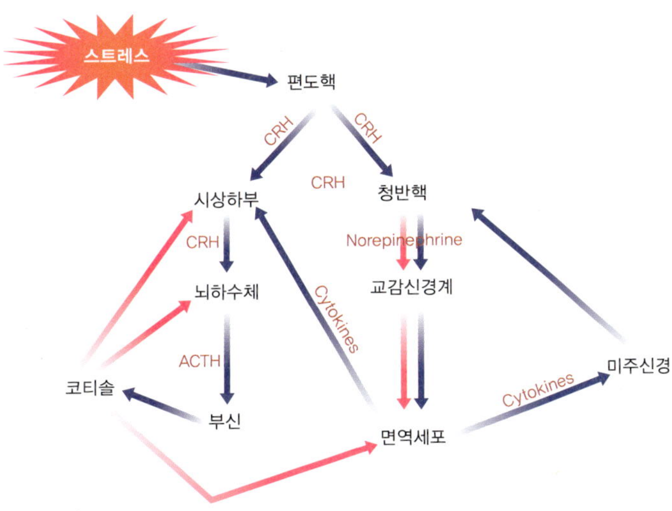

그림 2-10 스트레스로 유발되는 뇌신경, 호르몬, 시토카인의 반응 관계

8 캐리어 오일

Almond Nutrition Facts
Serving Size 1 ounce (28g)
or about 23 almonds

Amount Per Serving Calories 160 Calories from Fat 120	% Daily Value*
Total Fat 14g	22%
Saturated Fat 1g	5%
Polyunsaturated Fat 3.5g	
Monounsaturated Fat 9g	
Cholesterol 0mg	0%
Sodium 0mg	0%
Potassium 200mg	6%
Total Carbohydrate 6g	2%
Dietary Fiber 3g	12%
Sugars 1g	
Protein 6g	

Vitamin A 0%	Vitamin C 0%
Calcium 8%	Iron 6%
Vitamin E 35%	Folate 4%
Magnesium 20%	Phosphorus 15%

*Percent daily values are based on a 2,000 calorie diet.

그림 2-11
스위트 아몬드의 영양 구성표

캐리어 오일은 향유를 피부 깊숙이 전달하는 매개체이다. 거의 모든 캐리어 오일은 식물에서 추출하므로 식물유라고도 한다. 식물유는 비타민과 미네랄 성분이 풍부하지만, 대부분은 지방질(지방산)로 이루어졌다. 지방질은 물에 녹지 않는 성질이 있어서 물을 통과시키지 않는 생체막의 구성성분이 되며[인산지방질(phospholipid)과 스테롤(sterol)], 또한 에너지의 주요 저장 형태가 된다(중성지방질). 그 밖의 지방질은 비록 양은 상대적으로 적으나, 효소의 보조인자 · 전자운반체 · 광흡수 색소 · 소수성 닻(anchor) · 에멀전 인자 · 호르몬, 그리고 세포 내의 신호전달 등의 중요한 역할을 하고 있다.

지방산은 포화도에 따라 포화지방산과 불포화지방산이 있다. 포화지방산은 주로 생체막의 구조 및 에너지 저장의 역할을 맡으며, 불포화지방산은 비타민 · 호르몬 · 신호전달 등의 기능을 수행한다. 포화지방산들은 실온에서 고체이며, 주로 동물성 지방산이며 불포화지방산은 실온에서 액체이며 주로 식물성 지방산이다. 포화지방산에는 미리스트산, 팔미트산, 스테아르산 등이 있으며 불포화지방산에는 올레산(올리브오일에 다량 함유), 리놀레산, 리놀렌산, 아라키돈산 등이 있다.

영양학적으로 몸에서 합성이 불가능한 필수지방산은 반드시 음식으로 섭취를 해야 하며 대부분의 식물유, 특히 해바라기씨 오일, 참깨 오일, soybean oil, 맥아 오일에는 불포화지방산이 풍부하다.

식물유는 다양한 방법으로 추출할 수 있으며 (냉)압착법, 유기용매추출법, 침출법(maceration)을 사용한다. 냉압착법으로 만들어진 오일이 향과 영양소를 가장 많이 가지고 있다. 추출은 대부분이 원료식물 자체를 사용하나, 정제된 원료를 사용할 수도 있다. 식물을 정제하면 처리과정과 보관이 용이해지는 반면에 원래 식물의 영양소를 잃을 수 있다.

식물을 정제하지 않으면 냄새가 나고 벌레가 모일 수 있으나 영양소의 손실은 없다. 이는 현미와 백미의 차이를 보면 이해할 수 있다. 아로마테라피에서는 정제되지 않은 신선한 식물유의 사용이 바람직하다.

식물유도 정유와 마찬가지로 속임수가 있다. 냄새와 향이 비슷한 싼 식물유를 비싼 식물유에 섞어 판매할 수 있다. 이때에는 식물유의 점성으로 구별할 수밖에 없다.

마사지에 사용되는 오일은 식물유 외에도 여러 가지를 사용할 수 있다. 수성 성분으로 이루어진 알로에 베라, 광물성 오일인 바셀린, 합성 오일인 맨소래담, 기타 베이비 오일 등을 사용할 수 있다. 이들 모두가 캐리어 오일의 범주에 들어간다.

캐리어 오일은 아로마테라피에서 향유 및 기타 영양소의 운반체이며 대개 향유를 피부에 그대로 바르지 않고 캐리어 오일에 희석하여 사용한다. 캐리어 오일은 휘발성이 없고 미끈거리므로 마사지에 도움을 준다. 식물유들은 정유보다 훨씬 큰 분자들을 함유하고 있어 전체적으로 피부를 통과할 수 없으나 피부 자체에 영양, 보습, 안정, 보드라움의 효과와 여러 가지 피부병에 효과를 줄 수 있다. 캐리어 오일은 피부를 통한 향유의 흡수를 돕고 향유가 대기 중으로 증발하는 것을 막아서 그 효능을 증진시킨다.

1. 스위트 아몬드 오일(Sweet almond, *Prunus amygdalis var. dulcis*)

나무의 주산지는 서아시아로 비터와 스위트 아몬드가 있으며, 비터 아몬드는 영양분이 많아 조리나 샐러드 드레싱용으로만 사용된다.

① 팔미트산(9%), 올레산(65%), 리놀레산(26%)

② 비타민 A, B_1, B_2, B_6

③ 퍼짐성이 좋고 가벼운 느낌

④ 촉촉하게 스며드는 작용으로, 윤기 없는 피부, 거칠고 지친 피부, 건조한 피부, 특히 찰과상이나 기저귀 땀띠, 튼 손, 가려움에 효과

⑤ 염증성 질환(습진, 발진)

⑥ 피부연화제

⑦ 가슴 관리에 사용

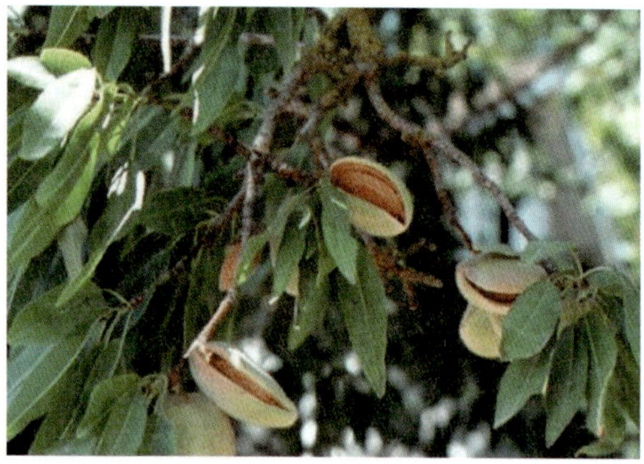

그림 2-12 스위트 아몬드

2. 올리브 오일(Olive, *Olea europaea*)

올리브 오일은 오일의 왕이라 불리며 건강과 미적인 면 모두에 대하여 전설적인 평을 받는다. 스페인에서 가장 많이 생산되며 올리브 과일을 냉압착으로 짜내어 1% 정도의 오일을 얻는다. 올리브 오일은 짜내는 순서에 따라 extra virgin(냉압착), virgin(약간 정제한 것), B등급(virgin 오일 추출 후 남은 것들과 새 올리브들을 넣어서 정제 및 용매 추출법으로 추출한 것)으로 나눈다. 식용, 비누, 섬유윤활용, 머릿기름, 포마드용 등으로 사용되며, 의약용으로는 관장제나 연고로 이용된다. 요리에는 마요네즈 샐러드용, 드레싱 튀김용, 볶음용으로 널리 이용된다. 식용유 중에서 최고급품으로 귀중하게 사용되는데, 특히 그리스 · 스페인 · 이탈리아에서 가장 널리 사용되고 있다.

① 팔미트산(14%), 올레산(77%), 기타 불포화지방산(9%),

② 비누화물질(1%), 폴리페놀

③ 약간 끈적거리는 느낌 – 류마티스 관절에 사용됨.

④ 보습작용이 탁월함.

⑤ 손상되고 갈라진 모발, 손, 발톱

⑥ 빨갛게 오른 여드름과 발적된 피부.

3. 윗점, 맥아유 (Wheatgerm, *Triticurm duruim or T. aestivum*)

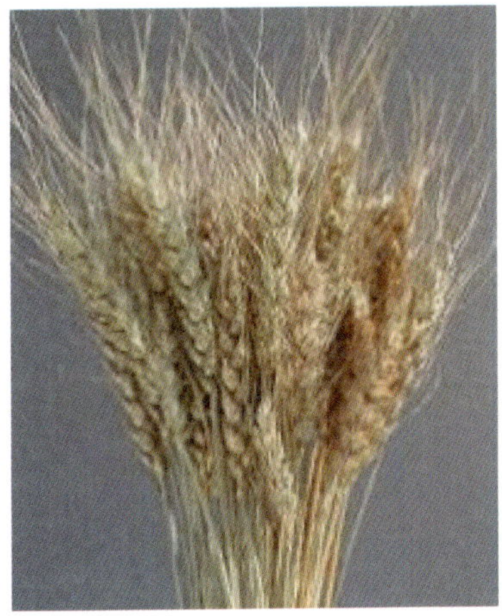

그림 2-13 윗점

밀은 1만 년 전부터 중동 지역에서 자생했다. 맥아 오일은 밀의 일부인 소맥(2%)의 씨눈에서 고온의 압착법(warm press) 혹은 용매 추출법으로 추출한다. 밝은 갈색에서 엷은 노란색의 오일로 견과류 같은 향(nutty aroma)을 가지며, 영양분이 풍부하여 샐러드 드레싱에 사용하기도 한다.

① 팔미트산(20%), 올레산(18%), 리놀레산(54%), 리놀렌산(6%)
② 다른 오일보다 6~15배 많은 비타민E(190mg/100g).
③ 다양한 비타민(A, C, D, E)과 미네랄 – 산화 방지
④ 단백질, 효소가 많다.
⑤ 피부 재생, 피부 탄력성 회복 – 튼 살, 항노화, 특히 피부세포의 구조를 탄탄히 하고 피부의 혈액순환을 원활하게 하며 피부염을 호전시킨다.
⑥ 단백질이 함유되어 있어서 알레르기 피부염에 사용 가능하다.
⑦ 중성, 건성 피부에 좋다.

4. 달맞이꽃 오일(Evening primrose, *Oenathera spp. especially hookeri or biennis*)

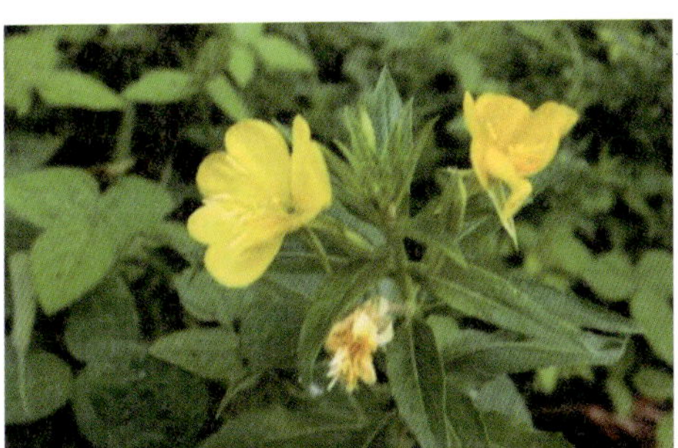

그림 2-14 달맞이꽃

남아메리카 칠레가 원산지로 물가 · 길가 · 빈터에서 자란다. 달의 여신 아르테미스만 바라보다 제우스의 노여움을 받아 죽었다는 전설을 가진 꽃으로 밤에만 피는 꽃은 아니다.

다량의 리놀렌산은 프로스타글란딘 E_1의 전구물질이며 우리 몸의 염증성 과정에서 직접 작용하며, 혈압, 혈전, 염증, 통증, 콜레스테롤 수치에 작용한다.

① 팔미트산(6.2%), 스테아르산(1.8%), 올레산(12%), 리놀레산(70%), 리놀렌산(10%)

② 건성 피부, 활력을 잃은 피부, 건선, 습진에 특히 좋은 효과가 있다.

③ 갈라진 모발에 바르고 15분 후 씻어 낸다.

④ 혈액 응고 저하, 항산화 효과, 콜레스테롤 저하효과가 있다.

⑤ 생리전 증후군, 유방 통증에 음용하면 효과가 있다.

⑥ 류머티스 관절염, 체중 조절 등에도 유효하다.

5. 포도씨 오일(Grapeseed oil, *Vitis vinifera*)

포도즙을 짜고 난 후에 씨앗을 세척, 건조, 온열압착법의 과정을 거쳐 추출한다. 씨에는 오일이 13% 정도 포함되어 있다. 오일은 약한 노란빛을 띤 그린 색이다. 향이 없고 매우 가벼운 오일로 끈적임이 없다. 피부에 기름기 없이 부드럽고 매끄럽게 스며든다. 유분감이 많은 오일을 싫어하는 사람에게 적합하다. 다른 오일과 섞어서(포도씨 오일이 10% 정도 되도록) 사용한다.

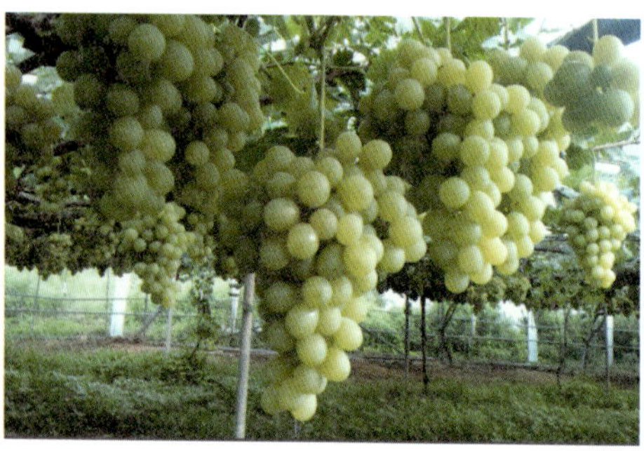

그림 2-15 서양포도

① 팔미트산(11%), 스테아르산(4%), 올레산(20%), 리놀레산(오메가-6, 65%),

② 비타민 A, B, E, F를 함유하며 비타민 E가 많아 항산화 작용이 뛰어나다. 노화방지 효과가 있어서 비누 베이스 오일이나 화장품의 에몰리언트(유연제)로 많이 활용한다.

③ 칼슘과 칼륨, 그리고 철분이 풍부하며 피부세포 파괴를 막아서 피부를

탄력있고 부드럽게 해 준다.

④ 카테친(catechin) 성분은 해독, 살균효과를 지닌다.

⑤ 피크나게롤 성분이 피부의 탄력을 증진시키고 혈관을 강화시킨다.

⑥ 피부 보습효과로 건성피부에 탁월하나, 민감성 피부, 지성 피부 등 모든 피부에 적합하다.

⑦ A.H.A(Alpha Hydroxy Acid)는 묵은 각질을 제거하여 매끄럽고 촉촉한 피부로 만든다.

6. 호호바 오일(Jojoba oil, *Simmondsia chinensis*)

캘리포니아 사막에서 자라는 선인장 같은 호호바 나무의 씨(bean)에서 추출한 오일이다. 냉압착법으로 추출하며, 정제 호호바는 화이트 호호바로 비정제 호호바는 골든 호호바로 부른다. 매우 라이트한 오일이다. 호호바 오일은 향유고래유(sperm whale oil)와 비슷한 액체 왁스로서 C33~50의 왁스 에스테르가 95% 이상이며 산화가 안 되는 안정된 구조를 가진다, 10℃ 이하에서는 고체로 굳는다.

① 올레산(10%), 곤도산(C20:1, 70%), 에루스산(C22:1, 15%), 기타

② 피지분비 억제, 모발 성장촉진 작용을 하며 아토피 · 여드름에 사용한다.

③ 부작용이 적어 립스틱 원료로 많이 사용된다.

④ 피부 에몰리언트로서 모든 피부에 적용된다. 유액이나 크림 등의 스킨케어 제품과 샴푸나 린스 등을 만드는 데 사용된다.

⑤ 피부 보습효과가 뛰어나다.

⑥ 비싼 오일이며 값비싼 화장품에 이용할 수 있다.

⑦ 가려운 피부, 습진, 건선에 효과적이다.

7. 로즈힙 씨 오일(Rose hip seed oil, *Rosa rubiginosa*)

칠레 안데스 산에서 자란 야생 들장미의 씨(seed pod)를 솔벤트방식으로 추출한 것이다.

미약한 향이 나는 황금빛 오일이며 뛰어난 피부재생효과를 가졌다. 남아메리카 의사들의 실험에 의하면 화상, 얼굴 주름, 수술 후 생긴 상처자국 치료 등에 큰 효과가 있다고 한다. 특히 입가나 눈가의 깊은 주름에 효과가 있으나 햇빛에 건조해지는 부작용이 있다.

① 리놀레산(30~40%)과 리놀렌산을 많이 함유해서 피부재생에 탁월한 역할을 한다.

② 비타민 A, D, C(오렌지의 20배), E가 내분비증상 및 스트레스를 완화시킨다.

③ 건선, 화상, 상처, 주름, 수술 후 흉터, 일광화상 및 착색

④ 이뇨작용

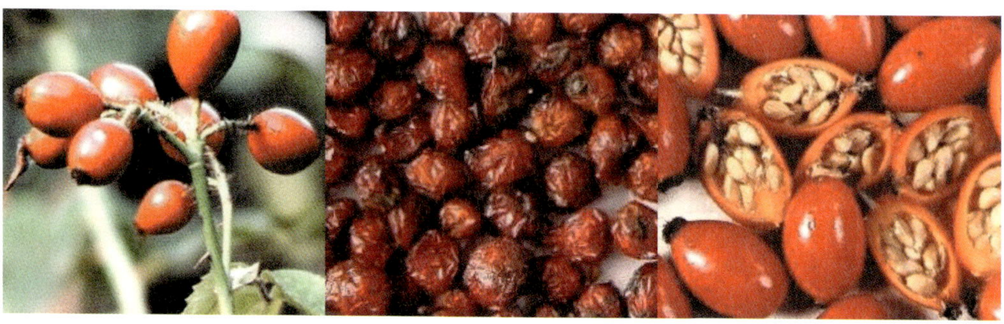

그림 2-16 로즈힙과 씨

8. 살구 씨 오일(Peach kernel oil, *Prunus armeniaca*)

고도의 불포화유지지방산이 풍부하고 피부에 쉽게 흡수되어 피부를 연하게 하며, 피부나 머릿결에 윤기와 탄력을 준다. 찰과상으로 벗겨진 피부의 건조를 막아 준다. 얼굴 마사지용으로 탁월하며, 순수한 밀도와 부드러운 오일 성분으로, 부드럽고 민감한 피부를 가진 어린아이에게 좋고, 피부가 짓눌려서 생긴 증상에 좋다. 건조한 피부나 나이가 들어 탄력이 없어진 피부, 그리고 민감성이고 종기가 나는 얼굴 등에 이상적으로 쓰인다.

① 매우 가볍고 감촉이 좋음

② 모든 피부
③ 얼굴 마사지용
④ 미네랄, 비타민 E 함유

9. 아보카도 기름(Avocado oil, *Persea americana*)

아보카도 나무는 남아메리카 늪지대에서 처음으로 발견되었다. 별명은 '악어배'이다. 과육에 30% 정도의 순수한 오일이 있어 과육에서 오일을 추출한다. 비타민 A · D, 레시틴, 칼륨 등이 풍부하여 전통적으로 피부 관리에 인기가 있는 오일이다. 짙은 에메랄드 색깔로 엽록소가 많으며 부드러운 땅콩 냄새를 가지고 있다. 피부에 깊게 스며들어 건조한 피부나 나이 들어 퇴화한 피부에 수분을 유지시키며 건조한 날씨로 인한 피부 건조를 막아 준다.

① 건성, 수분부족, 노화피부에 사용
② 단독사용 금함.
③ 침투력 뛰어남.
④ 호호바(75%) +아보카도(25%)는 통증완화 및 건성피부 등에 사용됨.

10. 알로에 베라(*Aloe barbadensis*)

① 비타민 E가 풍부
② 수분 공급

11. 화이트 베이스 로션(White Base Lotion)

① 끈적임이 없어 얼굴 마사지에 사용
② 모든 피부
③ 보습 · 진통효과 우수
④ 얼굴 · 전신용

9 향장수(Hydrosol)

Hydrosol은 향을 가지고 있는 물, 즉 향의 수용액이란 뜻이며 식물을 증기 증류나 수증기 증류할 때 나오는 부산물로써 생성된다. Hydrolate라는 용어도 같은 의미로 사용된다. Witch hazel은 Hammamelis virginiana를 수증기 증류할 때 생성된다. 그런 의미에서 floral water(꽃향수)라는 말은 정확한 용어가 아니다. 꼭 꽃이 아니더라도 향장수를 생산할 수 있기 때문이다. 또한 대부분의 상업용 floral water는 물에 글리세린 등의 계면활성제를 사용하여 만든 정유나, 수용성 합성 성분을 섞은 것이다.

향장수에는 물에 녹는 성분만 있는 것은 아니다. 미량이지만 정유의 성분도 녹아 있을 수 있고, 휘발성이 적은 보다 큰 지용성의 물질들도 포함될 수 있다. 하지만 그 양은 극히 적고 물에 완전히 녹아서 표면에 기름이 뜨거나 하지 않는다. pH는 3에서 6.5 정도의 산성이 거의 대부분이다.

향장수는 맛이나 냄새가 좋은 것도 많고 치료용으로도 훌륭하다. 그러나 향장수는 허브티나 팅크제가 아니며, 달인즙(decoction)이나 온침(maceration)도 아니다.

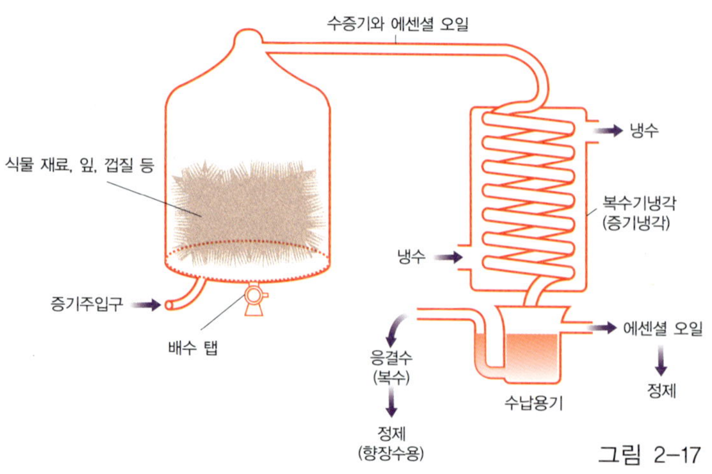

그림 2-17 상업용 증기증류 구조의 개요

1. 향장수의 용도

냄새가 좋은 향장수는 여러 가지 용도로 사용된다. 프랑스 여자들은 향장수로 다리미질을 하며 목욕물에 넣고 샴페인에 섞어 마시며 귀한 화분에 뿌린다. 설거지 후에 뿌리기도 한다.

2. 향장수의 종류

향장수는 그 종류가 정유만큼 많다.

(1) 장미수 (Rose Hydrosol, *Rosa damascena*)

장미수는 역사가 무척 오래된 향장수로 종교 행사나, 손님 초대 시에 사용했다. 터키에서는 귀한 손님이 오면 장미수로 얼굴과 손을 씻게 한다. 장미수는 혈류를 자극하고 항균 작용을 하며, 감정과 영혼에 작용한다. 또한, 정신을 이완시키고 피부를 젊게 만들어 준다고 한다.

(2) 라벤더 (Lavender Hydrosol, *Lavandula officinalis*)

라벤더에서 추출한 것으로 무리없이 모든 피부에 사용이 가능하다. 부드러우며 특히 열을 받은 피부를 가라앉히는 데 탁월하다. 부드러운 토너(toner)로서 마스크(mask)에 사용해도 모든 타입의 피부에 적응한다. 냄새는 스트레스를 해소시키며 정신적 피로를 덜어 준다. 스프레이로 침구에 뿌리면 잠을 이루기 쉽고 악몽을 꾸지 않는다고 한다.

(3) 네롤리 (Orange Blossom [Neroli] Hydrosol, *Citrus aurantium var amara*)

졸림 현상을 유발하지 않으면서 스트레스와 긴장 해소에 탁월하다. 수의사에게 가기 전에 고양이에게 뿌리면 긴장 해소에 좋다. 수렴작용이 뛰어나 민감한 피부에는 탁월하나 건조한 피부에는 피하는 것이 좋다. 우수한 토너로서 자체로 자연 향수이며, 마스크에 사용하면 좋다.

(4) 캐모마일 (Chamomile Hydrosol, *Matricaria recutita*)

진정과 이완 작용이 뛰어난 캐모마일 향장수는 건조, 가려움, 비늘, 홍반, 여드름, 습진이 있는 피부에 사용하면 좋다. 또한 입이나 호흡기 또는 생식기 점막에도 사용이 가능하다. 편두통인 경우 캐모마일수를 템플부위에 대고 누르고 치질의 경우에는 이 물로 씻으면 효과가 있다. 일광 화상이나 메이크업 리무버(makeup remover)로 사용되며, 스킨 클렌저나 토너로 대용한다. 어린이 침구에 스프레이를 할 수 있다.

(5) 페퍼민트 (Peppermint Hydrosol, *Mentha piperita*)

페퍼민트는 소화, 소염, 자극 효과가 뛰어나다. 뭉친 근육을 풀어 주며 삠이나 타박상 등에도 효과가 좋다. 흥미로운 것은, 더운 물과 섞으면 한랭효과를 가지며, 차가운 물과 섞으면 온열효과가 난다고 한다. 덥고 지치는 날에 스프레이로 사용해 보라!

10 아로마테라피 시 주의사항과 부작용 등

1. 아로마테라피의 주의사항

(1) 순수한 향유를 사용한다. 에센스, 프레이그런스 오일 등은 피한다.

(2) 100%의 니트(neat)는 필요한 경우에 1~2방울만 사용한다. 니트를 직접 피부에 바르거나 음용하는 경우는 부작용을 일으킬 수 있다.

(3) 향유를 사용하는 도중이거나 후에는 눈을 비비지 않는다.

(4) 향유를 사용할 때 정확한 용량을 지킨다. 지나치면 피부염증, 두통, 메스꺼움 등의 신체적 부작용이 나타난다.

(5) 같은 오일이나 블렌딩을 장기간 사용하지 않는다(3개월 정도).

(6) 향유를 사용할 때 어린이나 노약자는 성인의 1/2을 사용한다.

(7) 유아에게는 라벤더와 카모마일 같은 부드러운 오일을 소량만 사용한다(1% 이내).

(8) 광감작 오일을 사용한 후 6시간 이내에는 야외활동이나 UV광선에 노출을 금한다.

(9) 간질 병력이 있는 사람은 독성 케톤 부류의 오일 사용을 금한다.

(10) 민감한 피부의 사람에게는 피부 반응검사가 필요하며 그 결과가 음성이더라도 1/2의 농도를 사용한다.

(11) 전신치료를 받는 사람은 정유의 사용 전에 치료자와 상의한다.

(12) 마사지를 할 때, 마사지 룸은 완전히 환기를 한 상태로 5분 정도 방치한다.

(13) 마사지와 연관된 아로마테라피에서의 주의할 경우

① 격렬한 운동 직후

② 배가 매우 고프거나 포식한 경우

③ 음주 직후

④ 생리 시작 후 3일 동안

⑤ 임신 첫 3개월 동안

(14) 특별히 주의해야 하는 대상

① 심혈관계: 고혈압, 저혈압, 혈액 응고, 정맥류의 문제

② 당뇨

③ 간질

④ 감염, 고열, 예방접종(48시간 이내)

⑤ 골절

⑥ 화상, 박피, 열상 ← 부위를 반창고로 바른 후에 블렌딩 도포를 할 수는 있다.

⑦ 피부염, 여드름, 건선 등에는 특히 주의한다. 첩포검사를 할 수도 있다.

⑧ 습진, 알레르기 비염, 천식이나 치즈 · 우유 · 글루텐(밀) 등에 대한 음식 알레르기, 화분 · 곰팡이 · 효소등의 물질에 대한 알레르기 같은 경우에 첩포검사를 하는 것이 안전하다.

(15) 향유사용이 금지되는 질병

아로마테라피는 모든 향유를 사용하는 것은 아니다. 때로는 사용하지 못하는 경우도 있으며, 주의해서 사용해야 할 경우도 있다.

① 모든 아로마테라피에 사용되지 않는 오일: 볼도리프, 칼라무스, 카시아, 비터펜넬, 머그워트, 겨자(mustard), 류(rue), 사사프라스, 탠지, 윈터그린, 웜우드 등

② 먹어서 안 되는 향유: 모든 향유들은 5mL 이상 음용하면 매우 위험하다. horseradish, mustard. mugwort, sassafras. wormseed, tonkabean, wormwood, thuja. basil(exotic), bay, birch, camphor, wintergreen. cassia, hyssop, nutmeg, parsley seed, savory, tagetes.

③ 임신 시기에는 향유를 사용하지 않는다. 그러나 카모마일, 시트러스, 유향, 제라늄, 라벤더, 샌달우드, 로즈는 비교적 안전하다. 단, 임신 첫 3개월에는 이들의 사용에도 유의한다.

④ 원액의 국소적용을 금지하는 오일들은 오레가노, 클로브 버드 앤 리프, 시나몬 바크, 캄퍼, 레드 타임 등이다.

⑤ 고혈압 환자들에게 주의해서 사용해야 할 오일들은 로즈마리, 스파이크 라벤더, 히숍, 주니퍼, 타임, 클로브 등이다. 특히 로즈마리는 뇌졸중까지 일으킨다는 보고는 없으나 두뇌로의 혈류를 증가시키며 뇌 고혈압을 유발할 수 있다.

⑥ 히숍, 펜넬, 페퍼민트, 로즈마리 등은 간질을 유발시킨다는 속설이 있으나 밝혀진 것은 없다. 구바(Guba, 2000)는 캄퍼(camphor), 피노캠폰(pinocamphone), 풀레곤(pulegone), 투존 (thujone) 등에 다량의 케톤(ketones)이 들어 있으며 이들은 경련을 유발한다고 하였다(NDPSC, 1998).

⑦ 에스트로젠 의존성 종양(유방암, 난소암) 환자에게는 에스트로젠 자극 효과를 내는 스클라레올과 비리디플로롤, 아네톨, 케톤류, 시트랄(citral)를 사용하는 것은 위험하다(Franchomme & Phenoel,

1991). 흑색종(melanoma)의 과거력이나 증상이 있는 환자에게는 감귤류 오일의 국소적용도 위험하다(Elegbede et al., 1986)

2. 첩포검사 (patch test)

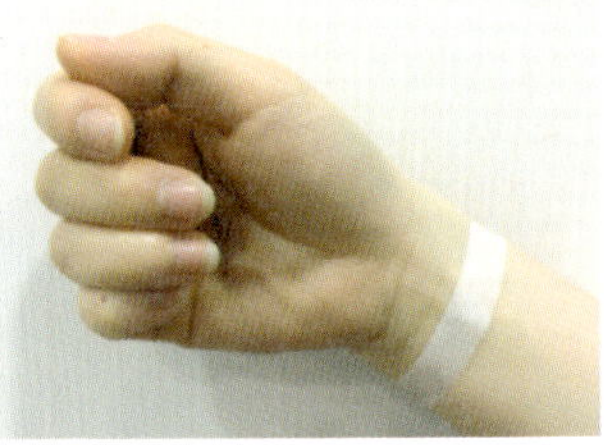

그림 2-18 첩포검사

(1) 고전적인 방법 : 사용하려는 향유를 사용하려는 농도의 2배로 희석하여 손목 위팔 안쪽 부위에 소량을 바르고 패치를 붙인 후 48시간 동안 홍반, 가려움, 부종을 관찰한다.

(2) 일반적 방법 : 10mL의 포도씨 오일에 4방울의 검사하고 싶은향유를 떨어뜨린 후(2% 블렌딩), 손목 혹은 팔꿈치 안쪽에 소량을 바르고 패치를 붙인 후 12~24시간 후에 홍반, 가려움, 부종을 관찰한다.

3. 아로마테라피의 부작용

향유들은 수 천년 동안 사용되어 왔으나 과민증이나 치명상에 대한 기록은 거의 없다. 그러나 안심하여서는 안 되는 작은 부작용들은 많이 발견되고 있고 향유의 사용이 늘면서 부작용 발생은 더욱 빈번해질 것이다. 그러나 앞서 열거한 방법을 지키며 사용하면 부작용은 없을 것이다. 아무리 유독하다고 평가 받는 오일들도 극소량을 쓰면 문제가 없다.

보통 전신 마사지에 사용되는 용량을 계산해 보자. 전신 마사지는 1~2%로 향유를 희석해서 사용하는데, 2%로 잡고 전신 마사지에 필요한 블렌딩의 양을 50mL로 가정한다면, 1mL(20방울)의 향유를 사용하는 셈이 된다. 몸 안에 얼마나 흡수될 것인가는 상황마다 다르겠지만 100% 흡수가 된다면 20방울이다. 또한 향유를 먹는 경우에도 향유 3~4방울을 캐리어 오일 또는 젤에 희석하여 캡슐에 포장한 것을 하루에 3~4회 복용한다.

최대 사용량은 16방울 정도이고 100% 흡수되어도 그 정도이다. 이러한 양은 표 2-3에서 열거한 치사량과 비교해 보면 그 의미를 알 수 있다.

표 2-3 어린이에게 치명적 결과를 초래할 수 있는 향유의 경구용량

에센셜 오일학명	아동경구치사량(LD50), mL
바질 Ocimum basilicum(estragole above 55%)	8
클로브 Syxygiurn aromaticum	19
유칼립투스 Eucalyptus globulus	5
히솝 Hyssopus officinalis	19
페니로얄 Mentha pulegium	3
세이지 Salvia officinalis	26
세이보리 Satureja hortensis	19
타라곤 No botanical name given	26
투자 Thuja occidentalis	10
윈터 그린 Methyl salicylate	5

* LD50(lethal dose)은 투여군의 50%의 개체가 사망하는 시기의 수치임.

그러나 항상 사고는 있다. 부주의로 광감작을 시킨다든지, 너무 오래 한 블렌딩만 사용하여 오일에 민감성을 보인다든지, 극단적인 예로 치명적인 양의 오일을 부주의해서 마시는 등의 일이 있을 수 있다. 또한 향유를 3주 이상 사용하였을 때 정도의 문제이지만 간 손상이 시작된다고 한다.

많은 양의 오일을 한 번에 마시는 경우가 있는데, 대부분이 유칼립투스를 가정용 증발기에 사용했던 경우이다(Burfield. 2001). 증상은 오심, 구토, 운동실조증, 혼돈, 발작 및 혼수 등이었다. 몇몇 경우에서는 급성 신부전증이 있었다(Patel & Wigging, 1980). 일반적으로 증상은 유칼립투스 오일을 최소 4~5mL를 섭취한 후에 일어났으나 사망은 30mL 섭취 후에 나타났다(MacPherson, 1925). 그러나 유칼립투스 220mL을 섭취한 후에도 대부분이 회복되었다(Gurr & Scroggie, 1965).

티트리의 경우는 우울, 허약, 부조화, 근육 떨림 등의 증상을 보였으나 티트리 오일 사용을 중단하면 이 증상들은 2~3일 내에 사라진다. 기타 페퍼민트(Bakerink, 1996) 시트로넬라(Temple, 1991), 시나몬(Pilapil, 1989) 클로브(Lane et al., 1991 Hartmoll et al., 1993), 히솝(Millet 1981) 등의 독성에 대한 보고가 있었다.

(1) 흡입독성

덥고 좁은 밀폐된 공간에서 일어나며, 일종의 질식 현상이다. 환기 및 상황에 따른 심폐소생술이 필요하며 대부분 부작용은 없다.

(2) 피부 자극(skin irritation)

피부 자극은 향유에 들어 있는 자극성 성분(페놀이나 아로마틱 알데하이드, 테르펜, 솔벤트 등)에 의해 발생하며, 오일에 접촉한 직후 붉은 발진이나 화상 및 작열감이 있을 수 있다. 반응이 나타나는 즉시 캐리어 오일로 희석한 후 미온수와 비누로 씻어 낸다. 처음에는 물을 사용하지 않는 것이 좋다. 물은 에센셜 오일을 피부 속으로 밀어 넣는 역할을 하기 때문이다. 염증을 일으킬 수 있는 오일은 Clove, Cinnamon, Bay, Oraganium, Cassia 등이다.

(3) 피부 과민성(sensitization) : 접촉성 피부염

에센셜 오일에 대한 과민증은 시간이 지남에 따라 발달하는 알레르기반응이다. 첫 번째 노출(감작)에는 별다른 반응이 나타나지 않는다. 그러나 반복노출(발현) 시에는 훨씬 강력한 반응이 나타난다. 이때 나타나는 반응은 피부 발진, 두드러기, 재채기, 호흡곤란 등이다. 과민증은 장기간의 사용 후에도 발생할 수 있다. 감작시킬 수 있는 물질은 전통적으로 단백질이라고 알려져 있으나 향유의 어떤 성분들은 합텐(haptene, 생체에 면역 반응을 일으키는 물질)으로서 역할을 한다.

리날롤, 제라니올, 산탈올, 시트랄 등이 포함된다. 이들을 포함하는 라벤더, 제라늄, 감귤류 오일들이 이런 감작물질이 될 수 있다.

향 알레르기(fragrance allergy)는 인구의 1% 정도에서 나타나며 화장품으로 인한 경우가 가장 많다(Scheinman, 1997). 시트랄은 과민증을 일으킬 수 있지만 알레르기 반응의 발생을 억제하는 리모넨이 함유된 레몬그라스나 멜리사 등의 에센셜 오일은 알레르기 반응을 거의 유발하지 않는다.

가장 일반적인 접촉성 알레르기 원인 물질은 유제놀, 이소유제놀, 제라니올, 오크모스, 시나믹 알데하이드, 시나믹 알코올 및 하이드록시 시트로넬랄 등이다(Marks et al., 1998). 안젤리카, 벤조인, 카라웨이, 카시아, 시다우드, 시나몬, 진저, 자몽, 오크모스, 파출리, 페루발삼(Peru balsam), oakmoss, benzoin, cedarwood, ginger 등도 피부감작을 일으킨다.

향기 알레르기가 증가하는 것은 음식이나 생활용품, 페인트, 약물 등에 무분별하게 향료를 사용하기 때문이며, 조리사나 식물 연구자들은 이미 감작이 되어 있을 수 있고 이런 용품을 사용할 때 갑자기 피부 과민성 발작이 나타날 수 있다.

(4) 광 과민증(photosensitivity)

광 과민증은 에센셜 오일의 특정 성분과 피부 및 자외선의 광자(photons) 사이의 상호작용에 의해 발생하며 태양광선에 피부가 노출되어 피부반응이 나타나는 것을 의미한다. 피부의 색소침착에서 피부 전 층의 화상까지 그 범위는 다양하게 나타날 수 있다.

광과민증을 일으키는 성분은 푸라노쿠마린이다. 레몬 오일은 옥시퓨스다닌과 버갑텐을 함유하며 이 성분들은 광과민성 반응을 일으키는 푸라노쿠마린이다. 라임과 비터오렌지에는 이 성분은 적으며 안젤리카루트 오일(Angelica root oil)과 버가못에도 포함되어 있다. 버가못의 버갑텐프리 또는 푸라노쿠마린 프리(FCF)는 이 성분을 분별증류로 제거한 오일이다.

(5) 화학적 화상

피부이식을 하여 상처가 있는 피부에 희석하지 않은 페퍼민트 오일을 부주의하여 쏟은 사고가 발생한 사례가 있었다(Parys, 1983). 피부는 괴사가 일어났고 그 부위를 절제(excision)하고 재수술을 해야만 했다.

(6) 약물과의 상호작용

아로마 오일 중에 있는 성분들은 인체의 여러 세포의 막에 있는 수용체에서 호르몬 같은 역할을 한다. G단백 수용체는 일반적인 세포 수용체로서 향 분자와 작용하여 c-AMP를 증가시켜 세포 내에서 여러 작용을 한다. 또 카테콜아민(도파민, 아드레날린, 노르아드레날린)과 매우 비슷한 분자구조를 가진 아네톨과 그 중합체(polymers)인 다이아네톨, 포토아네톨 등도 비슷한 작용을 한다(Albert-Puleo, 1980). 스테로이드의 A-고리와 유사한 구조를 갖는 식물성 유사에스트로겐(phytoestrogen)도 있다(Balacs,2002).

이들은 몸에 투여된 약물과 작용하여 그 약물의 흡수 · 대사에 영향을 끼치는 경우도 있으며, 간과 같은 인체 조직에 심각한 영향을 줄 수도 있다. 윈터그린과 스위트 버치가 혈액응고를 방해하는 것은 잘 알려진 사실이며, 어떤 성분은 간의 P450(분해효소)를 억제하여 약물의 효과를 증대 · 장기화시키는 것도 있다.

이런 물질에는 β -미르신, β -아사론, δ -풀레곤, 1,8-시네올, 리모넨, 터피넨-4-올, α -터피네올, 미리스티신, 유제놀, 멘톨, 시트랄, 시다우드, 유칼립투스, 라벤더 페퍼민트, 로즈마리, 일랑일랑 등이 있다. 특히 윈터그린과 버치는 혈액응고에 영향을 주므로 조심해서 사용해야 한다.

4. 응급처치방법

아로마요법, 음식, 향수의 경우, 사용 향유의 양은 매우 적다. 그러나 어린이가 향유 몇 스푼을 먹었다고 판단되면 다음의 사항에 맞춰 행동한다.

- 마신 병은 확인을 위해 보관한다.

- 우유를 마시게 한다. 구토를 시키지 말아야 한다.
- 향유가 눈에 들어간 경우에는 즉시 우유나 캐리어 오일로 세척하고 무향 비누로 씻는다.
- 향유가 피부자극을 일으키면 캐리어 오일로 희석하고 무향 비누로 세척한다.
- 혼미하거나 혼수상태라면 빨리 119에 연락한다.

11 블렌딩

1. Blending factor

blending factor란 각 정유의 강도 및 휘발률이나 심리적인 영향 등을 고려하여 향을 블렌딩할 때의 비율을 1~10의 수치로 환산한 것이다. 숫자가 작을수록 강한 향이 된다. 이를 활용하면 합리적인 향의 배합을 할 수 있다. 예를 들면, 레몬그라스와 안젤리카를 섞을 때는 안젤리카는 3방울 레몬그라스는 1방울의 비율로 섞는다. 바질과 만다린은 각각 4방울과 7방울을 섞는다. 버가못, 마조람, 버치의 3종의 오일을 섞을 때는 버가못은 7, 마조람은 3, 버치는 2의 비율로 섞는다.

2. 블렌딩(blending)

블렌딩은 사용목적에 맞도록 향을 적절히 선택 · 혼합하여 사용하도록 만드는 것이다. 향은 향수같이 기분전환을 위해서도 사용되지만 치료목적으로 사용되는 경우가 있다. 무좀이나 홍반 같은 단순히 피부에 도포하여 그 효과를 기대할 경우에는 냄새의 좋고 나쁨이 크게 문제가 되지 않겠지만, 흡입이나 후각자극을 목표로 한 향의 배합은 신중히 이루어져야 한다.

향의 노트, 작용 시간, 강도, 효능 등을 면밀히 따져 보아야 한다. 사용하는 사람의 취향에 따르는 것이 중요하다. 또한 향끼리의 억제 및 시너지를 고려해야 한다.

표 2-4 Blending factor

향	방울	향	방울
angelica	3	lemongrass	1
basil	4	mandarine	7
bergamot	7	marjoram	3
birch	2	melissa	1
black pepper	3~4	mugwort	1~2
cajuput	4	myrrh	4~5
cardamon	4	myrtle	6
cedarwood	7~8	neroli	2
celery	6	niaouli	2
clary sage	2~3	parsley	6
chm-R	1	patchouli	5
chm-G	1	peppermint	1~2
cyp	5	petitgrain	6
dill	4	pine	4~5
elemi	6	ravensara	7
eucalyptus	1~5	rose	1
fennel	3	rosemary	2~3
frankincense	3~4	rosewood	5
garanium	3	sandalwood	6
ginger	4	tagetes	3
jasmine	1	teatree	3
juniper	4	thyme	1
laurel	2	vetiver	1
lavender	7	yarrow	3
lemon	4~5	ylang ylang	4

(1) 기본적인 블렌딩 방법

① 블렌딩은 다른 냄새가 나지 않는 조용한 곳에서 한다.

② 블렌딩 목적과 함께 사용자의 감각에 맞는 향을 선택한다.

③ 선택된 향유에 대한 알레르기나 부작용, 나쁜 기억 등을 확인한다.

④ 보통 3~4종류의 향유를 블렌딩한다. 시너지(synergy)와 아너지(anergy) 반응를 고려한다.

⑤ 베이스 노트와 미들 노트의 향유를 먼저 섞은 다음, 톱 노트의 향유는 방울방울 떨어뜨리면서 향이 변화하는 추이를 살핀다.
⑥ 선택된 향의 BF(blending factor)들을 파악하여 방울 수를 정하고, 블렌딩 목적에 맞도록 방울 수를 가감한다. 향수를 만들 때는 톱:미들(톱미들):베이스(미들베이스) 노트의 비율을 2:6:2 혹은 5:3:1로 되게 하는 것이 이상적이지만 취향에 따라 비율을 정해도 무방하다.
⑦ 사용자에게 혼합된 향을 맡도록 한다.
⑧ 적절한 캐리어 오일을 섞는다. 여러 번 흔들어서 블렌딩을 완성한다.

(2) 향의 선택방법

향을 선택하는 방법은, 효용을 생각하는 것이 우선이겠지만 가장 중요한 것은 개인의 향 선호도이다. 각각의 좋은 향을 골라 섞어 놓았더니 취향에 맞지 않으면 블렌딩은 실패다. 시트러스 계의 향유를 한두 방울씩 더하여 냄새를 좋게 만드는 방법도 있다. 또한 국소의 병변만을 치유하기 위한 향 선택은 그리 제약을 받지 않을 수도 있다. 무좀 균을 없애는 데에 굳이 향이 좋아야만 되는 것은 아니니 말이다. 그렇지만 전신적인, 혹은 정신적인 효용을 생각한다면 각 개인의 취향에 맞아야만 한다.

향을 선택할 때 고려할 사항은 어느 부위에 사용할 것인가를 정하는 것이다. 피부, 호흡기, 소화기, 신경계 등 몸의 10개 기관들 중에서 하나의 부위가 선택이 될 것이다. 만약에 여러 계통의 증상들이 복합되어 있다면, 가장 근간이 되는 증상과 가장 시급한 증상 또는 가장 심한 증상을 나타내는 계통의 증상 중에 하나를 고른다. 다음은 그 증상에 맞는 오일을 2~3개 정도를 선택한다. 이것이 이 블렌딩의 주 오일인데 증상이 있는 사람에게 선호도를 확인한다. 그 다음에는 부가적인 오일을 선택하는데, 선택된 증상을 해결하는 데 도움이 되는 오일이나, 여타의 증상 중에 함께 제거할 수 있는 증상들을 고려해서 선택한다.

향을 선택할 때 염두에 두어야 할 것은, 증상만을 없앨 것인가, 아니면 기저의 병리적인 문제까지 해결할 것인가 하는 것이다. 감기나 여드름 같은 대부분의 급성 증상들은 그 뿌리를 쉽게 알 수 있으므로 증상을 호전시키면 근원도 소멸되기 쉽다. 반면에 만성적인 증상들은 뿌리가 깊고 넓어 하나의 증상 제거로는 치료가 어렵다. 이때에는 정확한 진단과 함께 그 병리적인 사항을 잘 이해한 후에 향을 선택한다. 이런 경우에는 좀더 모호한 방법의 블렌딩 기법이 동원될 수도 있다.

첫 번째 방법은 형태를 이용한 방법이다. 즉, 오일의 추출 부위와 그 부위가 뜻하는 의미를 이해한 후에 증상의 병리적인 사항이 그 의미들 중 어디에 해당하는지를 검색하여 오일을 선택하는 방법이다.

예를 들어, 코막힘이 있는 경우에는 적절한 호흡이 요구되며 식물의 호흡 부위는 잎이므로 잎에서 추출한 유칼립투스, 사이프레스, 파인, 프티그레인, 티트리 등을 선택한다. 그러나 상처가 있으면 식물에 상처를 보호하는 레진에서 나온 몰약이나 유향을 선택하는 방식이다.

이 방법은 주로 정신적 또는 신체–정신적 증상들에 사용한다.

표 2–5 형태를 이용한 향의 선택

	의미	아로마테라피적 의미	오일
씨	생명을 재생산, 성장과 영양	역동적인 사고와 창의성	블랙페퍼, 카다몸, 당근, 카라웨이, 딜, 펜넬 넛멕,
뿌리	땅에 지지, 영양분과 물을 흡수, 성장과 호르몬 생성	안정감, 영양분을 공급, 항상성 유지, 자기 내부의 소리와 일치감	안젤리카, 베티버, 진저
몸통	가지 및 잎을 지지하는 골격, 영양 및 수분을 운반 및 배분, 나무를 보호	상처치유, 보호, 영적 고양, 지혜, 강인함, 관리, 나누어 줌	버치, 시다우드, 로즈우드, 샌달우드
수지	상처 치유, 보호	영적 고양, 상처치유, 보호, 용서	미르, 유향, 벤조인
잎	광합성, 호흡, 외부 침입자 막음.	호흡, 항균, 발육, 확장, 창조, 강인함	유칼립투스, 신나몬, 사이프레스, 파인, 프티그레인, 파출리, 티트리
허브		균형, 안정, 힘, 정화, 보호, 지지	바질, 클라리세이지, 제라늄, 라벤더, 마조람, 멜리사, 페퍼민트, 로즈마리, 타임
꽃	포란, 수정	사랑, 열정, 재능, 감정, 미, 용서, 양분, 감사	재스민, 네롤리, 로즈, 일랑일랑, 카모마일
과일	종족 확산, 영양, 씨 보호	청순, 방임, 자유, 기분 조절, 영양공급	버가못, 자몽, 레몬 오렌지

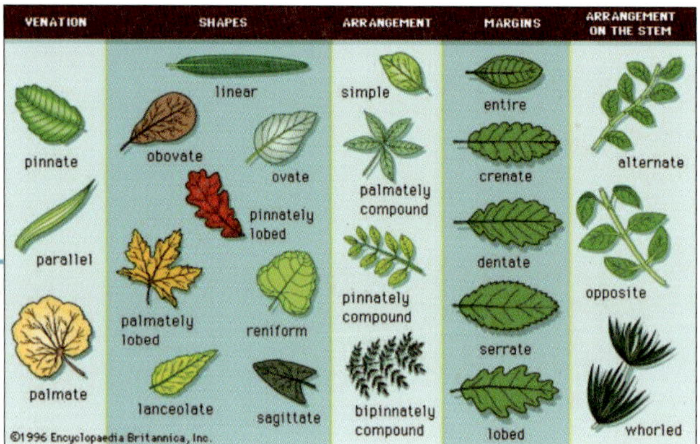

Common leaf morphologies.

Credit: Encyclopædia Britannica, Inc.

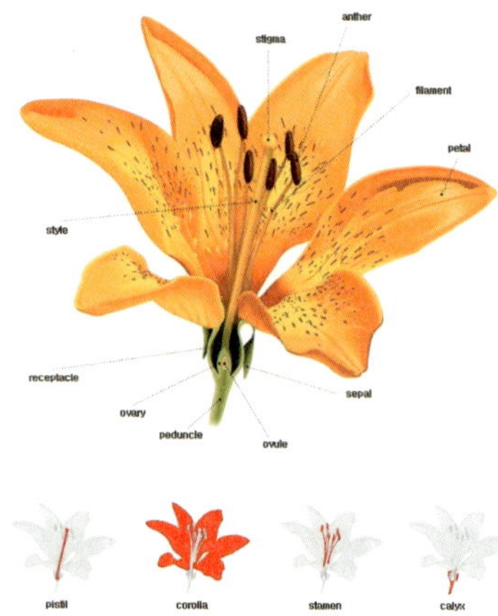

그림 2-19 일반적인 잎의 형태학

두 번째 방법은 증상에 따른 방법이다. 예를 들어, 코가 막히면 코 막힌 것을 해결해 주는 오일들의 리스트를 작성하여 그 중에 적절한 것을 선택하며, 상처가 있으면 상처의 진행 정도에 따라 항균 · 상처 치유 · 반흔 위축 등의 항목을 설정하여 그에 맞는 오일을 선택하는 방법이다.

표 2-5 일반적인 잎의 형태학

증상	오 일
혈액순환, 부종	블랙페퍼〉 주니퍼〉로즈마리, 넛멕〉…
건위(carminative)	진저, 페퍼민트, 펜넬〉 카다몸, 코리안더, 딜〉…
기침	카모마일 로만〉암니〉 라벤더, 유칼립투스, 페퍼민트〉…
항균	타임〉시나몬, 클로브〉유칼립투스, 마누카〉프티그레인〉…
디톡스(de-toxin)	주니퍼〉자몽, 레몬, 파인〉 로렐, 스파이크라벤더〉…
소염 (antiinflammatory)	카모마일 저먼, 야로우〉마조람, 라벤더〉타임, 세이지〉카모마일 로만〉…
상처치유	에버래스팅〉유향〉라벤더, 카모마일 저먼, 티트리〉…
완화제(laxative)	펜넬, 진저, 카다몸, 블랙페퍼, 안젤리카…

이 방법은 신체 위주의 증상에 주로 적용되며 감정적인 증상들에 대한 오일을 부가로 선택한다.

세 번째 방법은 오일들을 주성분 군으로 나누고 그 성분에 맞는 적용 증상을 찾아 오일을 선택하는 방법이다. 이 방법은 주로 신체-정신적 증상이나 신체적 증상에 적용된다.

선택된 블렌딩으로 인한 부작용에 대해서도 꼼꼼히 점검해야 한다.

블렌딩이란 어떤 방법을 사용하든지 사용자의 취향이나 선호도에 따라 다양한 선택이 있을 수 있으며, 전혀 뜻밖의 오일들도 증상에 걸맞을 수도 있으므로 개인의 부단한 연구와 노력이 따르는 분야임을 명심해야 한다.

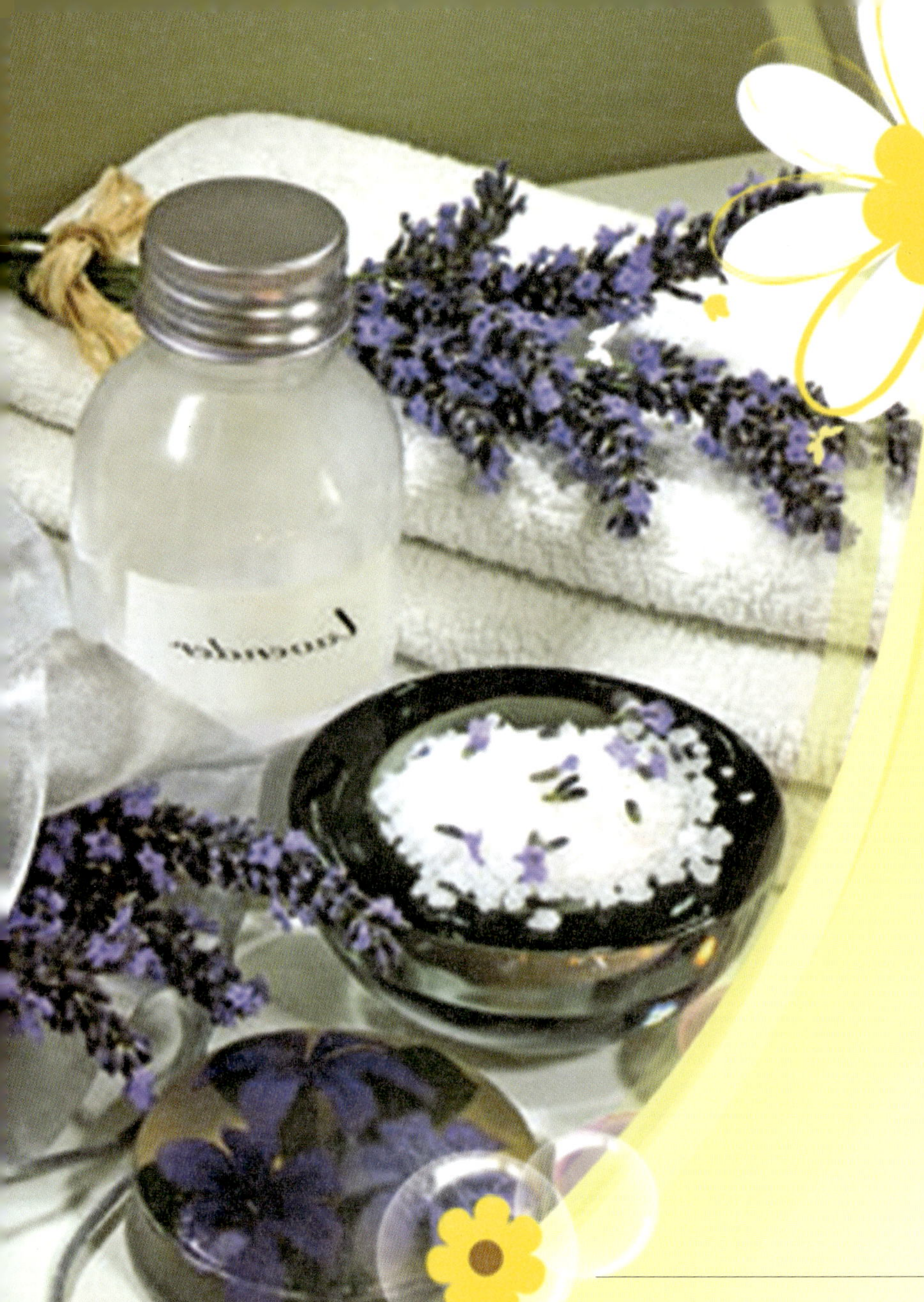

Part 03
향유란 무엇인가?

PART

3 향유란 무엇인가?

1 성분으로 본 정유

향유에 있는 주요 분자의 종류와 향유의 성분

① 모노테르펜(monoterpene)

② 세스퀴테르펜 (Sesquiterpene)

③ 모노테르페노이드 (monoterpcnoid)와 세스키테르페노이드 (sesquiterpenoid)

④ 알코올

⑤ 페닐 프로판 유도체 –페놀류

⑥ 에테르

⑦ 케톤

⑧ 에스테르

⑨ 알데히드

⑩ 산화물(옥사이드)

⑪ 락톤(lactone)과 쿠마린(cumarin)

⑫ 미량 구성성분(trace constituents)

2 여러 향유들

1. 바 질

표 3-1 바질의 특징

이름	바질 Basil
학명	Lamiaceae (Labiatae, *Ocimum basilicum*)
원산지	인도, 150여 종의 변종이 세계 각지에 퍼져 있다. 코모로나 마다가스카르 등
사용부위	flowering top & leaves
추출법	Steam distillation
생산량(%)	0.9
색깔	무색, 연노랑, 연녹색
향취	정유는 크게 프렌치(French) 바질과 엑조틱(exotic) 바질이 있으며, 엑조틱은 좀 더 크고 거친 냄새와 다른 성분을 가진다. 프렌치 바질은 독성이 덜하다.
Blending Factor:	4
Notes:	Top-strong, Mid-strong, Base-weak
주의점	메틸카비콜(에스트라골)은 독성과 피부자극이 있다. 임신 시에는 피한다. 다량을 장기간 사용 시에 발암 위험
화학성분	• exotic : 메틸카비콜(70~88%), 메틸 유제놀(1~20%), 캄퍼, 리모넨, 리날롤, • French : 리날롤(약40%), 에스트라골(약 30%), 유제놀, 제라니올, 시네올 (trace-43.6%)
일반작용	항우울, 살균, 항경련, 소화, 월경촉진, 거담
소화계	독소 제거, 대장 청소, 가스 배출
순환계	순환 자극, 독소 배출, 온열효과
근골계	요산수치 낮춤, 근육피로, 근육경련
내분비계	부신피질 자극, 자궁근육경련 억제
신경계	불안 억제, 과도한 잡념 억제, 신경성 불면증, 편두통 및 잡념 제거, 신경 강장(nerve tonic)
생식계	울혈 제거
호흡계	소염(기관지염, 독감), 감기 후에 후각 회복, 호흡기 청소
피부	국소 혈류증가, 창백한 피부, 울혈, 벌레물린 데-다량 사용 시에는 피부 자극, 초기 탈모, 막힌 모공, 넓은 모공, 여드름에 효과

바질은 '나륵풀' 이라고도 하며, 온대 · 아열대성 1년생 허브로서 향신료로서 자주 이용되는 차조기과 식물이다. 인도가 원산지인 바질은 tulsi(Ocimum tenuiflorum= holy basil)로서 아유르베다 의학에서 중요시 하였고, 모든 악을 몰아내는 성스러운 식물로 대우 받았다. Ocimun이란 그리스어 okimon에서 유래하며 '매우 빨리 자라는 것'을 의미한다. Pliny는 황달과 간질, 이뇨에 바질을 사용하였다. 그러나 바질은 그리스에서는 향 때문에 반감과 광기의 상징으로 여겨졌으며 크레타에서는 죽음 또는 악의 상징이다. 바질은 라틴어로 basilicum이라고 하며, 왕족의 허브를 상징했다. 중세에는 우울증의 치료 약초로 재배되었다.

16세기에 유럽으로 전파되면서 전 세계로 퍼져 나가게 되었는데, 유럽에서는 주로 식용과 약용으로 사용되었다. 오일은 코담배의 향으로도 사용되었다. 바질 경작이 많아짐에 따라 프랑크푸르트에서는 바질 수확량에 따른 세금을 매길 정도였다. 유럽에서의 바질은 생식력의 상징이었다. 그러나 17세기의 식물학자인 Jacques Tournefourt는 바질향을 맡으면 머릿속에서 전갈이 번식하는 듯한 느낌을 받는다고 하였다. 실제로 바질은 벌레나 뱀독의 항독소로서 사용되어 왔다.

바질은 전 세계에 약 150개의 변종들이 있다. 때로 레몬, 타라곤, 또는 클로브와 비슷한 향이 난다. 바질은 공업용으로 사용하는데, 나라마다 바질에서 추출하는 성분들이 다르다. 인도와 러시아에서는 Ocimum canum 혹은 Ocimum america (캄퍼 타입)을, 또 케냐에서는 Ocimum canum(리날롤 타입)을, 수단에서는 Ocimum gratissinum(페놀 타입)을 주로 재배한다.

정유를 추출하는 식물에 따라 크게 "Sweet basil type French basil (= common basil, true Sweet basil oil)" 과 "Exotic/union type (= basil sweet)"로 나뉘며, 스위트 바질은 이집트, 프랑스 유럽 지중해, 북미, 남미, 태평양 제도 등에서 재배되며, 엑조틱(Exotic/union type) 바질은 코모로나 마다가스카르 등에서 재배된다. (트루)스위트 바질은 무색이며 주성분이 리날롤(40~45%)과 메틸카비콜(24%)이지만, 엑조틱은 지역에 따라 다르지만 노랗거나 연초록이고, 메틸카비콜이 70~88%이며, 아로마테라피에 사용하기가 꺼려진다.

엑조틱은 tulsi로 불렸으며, 호흡기 · 뱀독 · 열병(말라리아) 치료와 해독 · cooling herb로서 류마티스, 통증, 항염, 신경 강화, 부신 자극 등의 용도로 쓰인다.

표 3-2 바질의 종류

바질				
	지역	학명	주성분	기타
프렌치 바질	프랑스, 이태리, 이집트, 불가리아, 헝가리, 미국	*O. basilicum*	linalool, 에스트라골	트루 스위트 바질
	인도	*O. minimum, O. sanctum*		bush basil,holy basil
	동아프리카	*O. kilimanjaricum*		
	서아프리카	*O. viride*		fever plant
엑조틱 바질	코모로섬, 마다가스카르	*O. canum*	에스트라골	비누,식용(고기, 조미료)
	모로코, 이집트, 남아프리카, 브라질, 인도네시아	*O. gratissimum*	티몰, 유제놀	동인도 혹은 shrubby basil
	동아프리카, 인도, 남미, 서인도제도, 인도네시아	*O. canum*	메틸신남산, 캄퍼	hairy basil

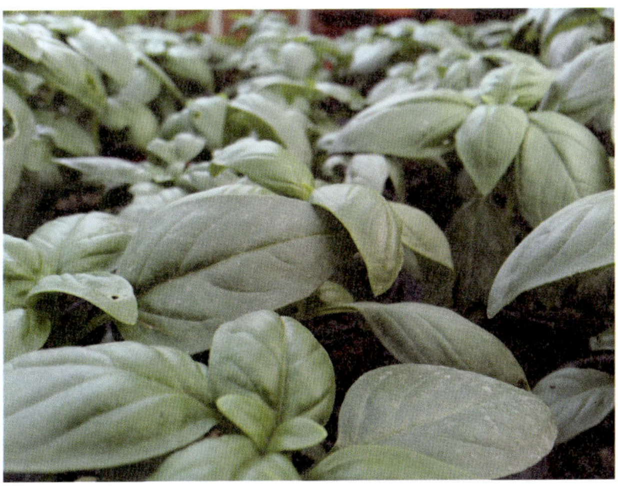

그림 3-1 바 질

2. 버가못

표 3-3 버가못의 특징

이름	버가못 (Bergamot)
학명	Rutaceae *Citrus aurantium bergamia*
원산지	이태리
사용부위	작은 버가못 계열의 나무인 Citrus Bergamia의 잘 익은 열매껍질
추출법	Cold express
생산량%	0.5
색깔	약간의 녹색을 띤 밝은 노란색
향취	감귤 노트, 미묘한 향신료 및 레몬향
Blending Factor:	7 to 8
Notes:	top-strong mid-strong base-weak
주의점	광독성 *bergamot FCF
화학성분	리날릴아세테이트(40%), 리날롤(15%), 리모넨(40%), 테르펜(10%), 세스키테르펜, 알칸(alkane), 프로쿠마린 (버갑텐, 버가모틴, 5~10%)
일반작용	마취, 구충, 항우울, 진경, 항독소, 구풍, 소화, 이뇨, 방취, 해열, 설사 억제, 구충, 발적, 홍분, 건위, 강장, 외상치료.
소화계	식욕부진, 복부팽만(구풍; 장내가스 배출효과) 및 위경련, 장경련
순환계	
근골계	
내분비계	
신경계	수면, 불안 시에 유용
생식계	
호흡계	구취, 구내 감염, 인후염, 편도선염, 기관지염
피부	
비뇨계	방광염, 요도염, 아구창, 냉대하, 질감염, 질분비, 소양증, 이뇨, 소취
심리효과	불안, 우울, 히스테리, 스트레스 관련 증세개선 및 기분전환, 진정, 상승-고조효과(Clary sage+Bergamot =calming, Bergamot+ Eucalyptus =stimulating), 월경전 증후군, 강장, 경련억제

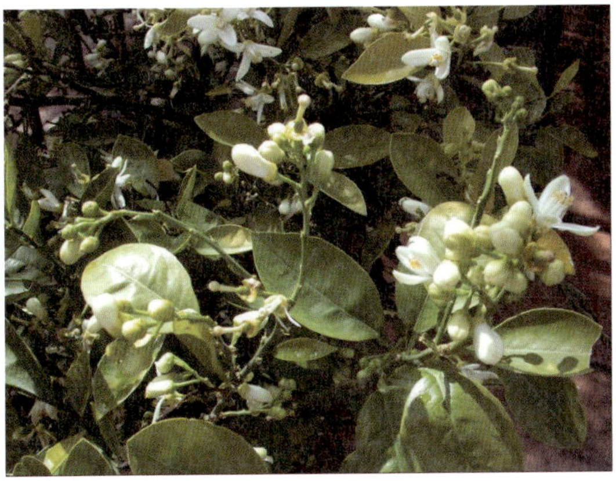

그림 3-2 버가못

이 식물은 카나리아 군도에서 콜럼버스가 발견해 이태리 남부의 칼라브리아지방으로 도입한 후 이곳에서 널리 재배되고 있다. 다년생 약초인 Herb Bergamot 또는 Red Bergamot(Bee Balm, Oswego tea, Monarda didyma)과 혼동하지 않도록 유의하여야 한다.

Herb Bergamot (Red Bergamot)은 구풍 및 감기치료에 효과가 있으며 여기서 추출한 티몰은 강력한 살균능력과 구충능력을 지니고 있다.

버가못 나무는 경작지에서는 4~5m의 높이이며 야생은 12m까지도 자라며 녹색 잎과 향기가 나는 작은 꽃을 가진다. 과일은 작은 공 모양이며 과일의 색깔은 녹색에서 레몬빛의 노란색으로 변한다. 과일은 작은 오렌지 크기이며 매우 쓴맛이어서 식용으로는 사용되지 않는다. 감귤류 식물은 기후 등 많은 외부적인 요인에 의해 쉽게 변화된다. 버가못은 씨에 의해 번식되는 것이 아니라 bitter오렌지 나무에 접을 붙여 증식한다.

버가못 오일은 16세기에 프랑스에서 최초로 사용되기 시작한 이래 17세기에는 이탈리아에서 만들어 졌고 오랜 기간 주로 이태리에서 민간요법으로 활용되어 왔는데 말라리아와 같은 열병과 기생충의 치료를 주목적으로 했다. 버가못 오일은 17세기 유럽에서 오데코롱의 주원료로 널리 사용되었으며 특히 오스트리아 여왕 마리아 테레사는 이 오데코롱을 좋아했다. 18세기 남부 이태리에서는 상업적으로 오일이 많이 소요되었다.

이 오일의 이름은 버가못 오일이 최초로 재배 · 판매된 장소인 이태리 북부 롬바르디아 지방의 도시명 "Bergamo" 에서 유래된 것이라 하나 이설이 많다. 이태리에선 최근에도 이 오일에 관한 연구가 계속되고 있는데, 구강, 피부, 호흡기, 비뇨기 감염 및 질환에 폭넓은 효과가 있는 것으로 알려졌다.

1937년에 프랑스에서 대대적으로 서아프리카 아이보리코스트에서 재배했다. 품질은 이태리산과 비슷하나 값이 싸다. 버가못 오일은 거의 익은 과일의 껍질을 냉압착법으로 생산하는데 수확시기, 날씨, 과일을 딸 때 생기는 문제까지도 주 구성요소에 영향을 미친다. 냄새는 시트랄, 알데히드의 신선한 톱노트 향이 나고, 리날릴 아세테이트와 리날롤 및 메틸안트라닐레이트 등에서 달콤한 향이 난다.

중국에서는 증기추출법으로 오일을 생산한다. 그러나 냉압착법으로 생산한 오일과는 주 구성성분은 비슷하나 에스테르(linalyl acetate 15%)가 매우 낮아 버가못 고유의 오일 냄새를 찾기 힘들다. 버가못 나무의 잎을 추출하여 오데코롱의 주원료로 사용한다.

광독성 외에 알려진 독성은 없으며 대체로 안전하다. 이와 같은 특성을 지닌 오일로는 모든 Citrus계 오일들과 Lemon verbena, Tagetes, Angelica, Cassia, Cinnamon 오일 등이 있다. 깨끗한 피부나 모공이 큰 경우에는 주의 깊게 사용해야 한다.

check point Bergamot F.C.F. (furocoumarine free)

버가못의 광독성을 해결하기 위해 terpeneless and/or bergaptenless oil을 만든다(진공증류법). 이 오일은 물에 좀 더 잘 녹고 강하며 세심한 향취가 난다.

- bergamot에 1% 정도 포함된 버갑텐을 분별증류로 제거한 오일. 이 오일은 massage oil이나 cosmetics로만 사용하여야 함.
- bergaptene : UV에 노출 시 광독성이 있으며, 기미를 일으킴.

3. 카모마일 로만

표 3-4 카모마일 로만의 특징

이름	카모마일 로만 Chamomile Roman
학명	Compositae, *Anthemis nobilis (Linn.) syn. Chamaemellum nobile Roman chamomile*
원산지	유럽, 프랑스
사용부위	Flowers
추출법	Steam distillation
생산량%	
색깔	Pale blue or yellow
향취	Warm , sweet, fruity
Blending Factor:	1
Notes:	Top−strong, Mid−strong, Base−weak
주의점	민감한 사람에게는 패치테스트 요망
화학성분	티글산(tiglic) 또는 안젤산(Angelic acid)의 Butyl−, Amyl−, Hexyl− esters가 고함량(85% 정도), 안젤산 및 티글산의 에스테르 85%, 피넨, 파네졸, 네롤리돌, 카마줄렌, 피노카르본(13%), 시네올 등
일반작용	진경적 진통, 항균, 간질 발작 억제. 소염, 면역 증강, 소화(담즙 분비) 촉진, 해열, 간 강장, sedative, 외상 치료, 편두통, 긴장성 두통
소화계	소화, 식욕 부진, 복통, 통풍, 체했을 때 위장과 감정 문제 해결, 소아 설사
순환계	
근골계	근육통, 관절염
내분비계	생리통
신경계	진정
생식계	생리통, 불규칙한 생리
호흡계	고초열, 기침
피부	욕창, 피부염, 습진, 건선, 민감한 피부, 파열된 혈관
비뇨계	방광염
심리작용	진정, 이완

카모마일은 2,000년 전에 유럽에서 사용되었다는 기록이 있다. 로마 주변에서 발견되어서 카모마일 로만이라 이름 지었지만 실제로는 유럽 전역에서 자생했던 식물이다. 작은 풀로서 잎을 문지르면 특이한 냄새가 난다. 색슨족의 기록에도 9개의 성스러운 식물 중의 하나로 꼽혔다. 그때의 이름은 maythen이었다고 한다. 이집트에서는 태양신 '라(Ra)'에게 바치던 식물이었다. 아유르베다 의학에서는 해열제로 사용하였다.

1656년 John Parkinson은 이 식물을 병자나 잠수부에게 즐거움, 번영, 진통, 건강 등의 여러 용도로 제공했다고 기록했다. 알레르기, 류마티즘, 두통, 편두통, 수면부족, 스트레스에 널리 쓰인다. 향은 자연스러우면서도 깊이를 지닌 고유의 Warm, Fresh note를 활용하는 데 사용된다.

4. 카모마일 저먼

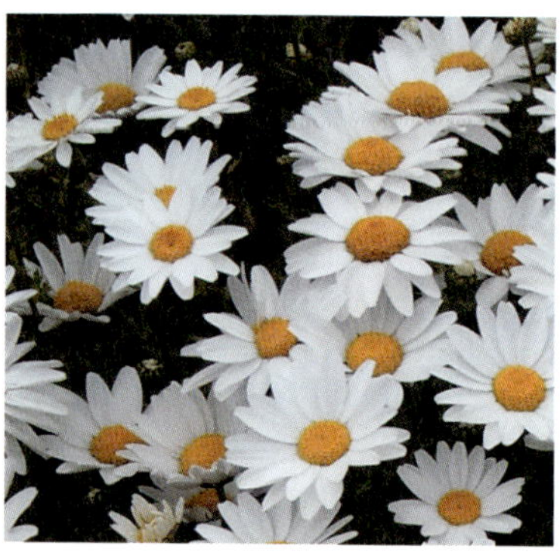

그림 3-3 카모마일

Chamasmelum은 사과향을 가진 키 작은 식물을 말하고 matricaria는 라틴어의 matrix(womb, 자궁)을 의미한다. 16세기에 수도원과 정원에서 재배되었고, 청교도들이 미국으로 가서 재배했다. 19세기에 Mitcham, Surrey지방의 카모마일이 효과가 좋다고 소문이 났다. 향기가 무척 강해서 역겹게 느껴지며, 1% 이하로 사용할 때 묘한 아름다운 향이 난다. 카모마일은 부드러운 오일이므로 어린이나 노약자에게 사용하기가 좋다.

check point 카모마일을 이용한 진통 효과

- **몸살** : 카모마일 목욕 후 포도씨오일 10mL, 캄퍼 2방울, 카모마일 4방울. 전신에 문지름.
- **어린이 치통** : 포도씨오일 10mL, 카모마일 1방울. 검지에 묻혀 아픈 이를 문지름.
- **급성 부비동염, 안면통, 편두통** : 콩기름 5mL, 카모마일 1방울. 코에서 관자놀이 쪽으로 안면과 눈 주위를 3~4분 동안 마사지
- **신경질, 신경성 발열** : 콩기름 5mL, 카모마일 5방울. 태양총과 꼬리뼈 부근을 시계 방향으로 하루 1~2회 마사지

표 3-5 카모마일 저먼의 특징

이름	카모마일 저먼 German chamomile
학명	Compositae, *Matricaria recutita L. syn. Matricaria chamomilla L. proparte*
원산지	이집트
사용부위	Flowers
추출법	Distillation
생산량(%)	
색깔	Dark blue
향취	Sweet, strong, similar to hay
Blending Factor:	1
Notes:	Top-strong, Mild-strong, Base-mild
주의점	민감한 사람에게는 패치테스트 요망. 자극 및 광독성 없음.
화학성분	재배지에 따라 다양한 성분으로 구성됨(비사볼롤, 비사볼렌으로 4개의 화학종으로 구분할 수 있을 정도). 카마줄렌(1~35%), 비사볼렌, 파네센(20~70%), 카디넨, 카리오필렌 등 다수, 알파-비사볼롤(2~67%). 알파-비사볼롤옥사이드, 비사볼론 옥사이드 등 이소부티릴 에테르
일반작용	진통, 항알레르기, 항균, 항염, 거담, 진경, 건위, 소화(담즙)촉진, 간 울혈 제거, 신경성, 진정, 혈관 수축, 에몰리언트, 외상, 반흔 제거.
소화계	신경성으로 체했을 때
순환계	
근골계	근육 염증 진정, 류마티스
내분비계	
신경계	신경질, 편두통, 어지럼증, 불면증, 유아 치통
생식계	생리통, 생리 전후 얼굴 부음, 신경성 생리불순, 폐경
호흡계	항염증, 항균, 거담, 쉰 목소리
피부	피부염, 민감성 피부, 여드름(카모마일 티백이나 세안), 가려움, 탈모
비뇨계	방광 요도염
심리효과	진정, 화 날 때의 진정, 안정감을 줌.
Additional notes:	카마줄렌의 항균, 소염 효과는 뛰어나며, 갈라진 유두, 점막에 효과가 있음. 알파 비사볼롤은 궤양, 거담, 소염, 상처치유 작용이 뛰어남. anthecotulide (세스키테르펜 락톤)은 민감성 유발 가능.

5. 클라리세이지

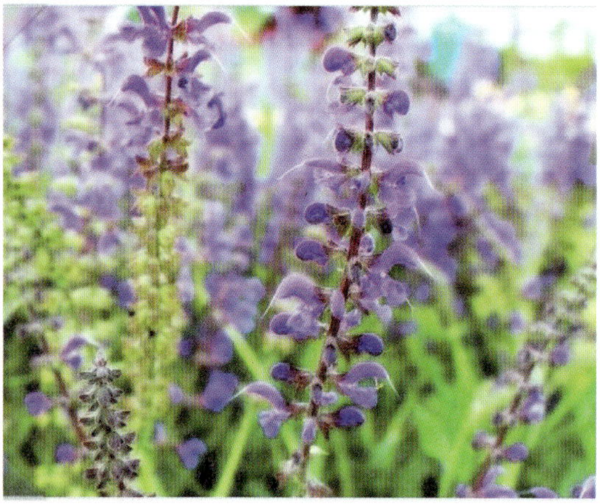

그림 3-4　클라리세이지

별명이 eye bright이며, 스파이시향과 담배향이 어우러진 비싼 오일이다. 이 오일은 행복감을 주고, 신경쇠약에서 오는 우울증, 불안, 두려움, 강박, 망상, 자괴감을 없애 주며, 힘과 감각을 고양시킨다. 또한 분비를 멈추게 하는 성질이 있어 생리통을 가라앉힌다.

표 3-6　클라리세이지의 특징

이름	클라리세이지 Clary sage, Clear eye. See bright. Eyebright
학명	*Salvia sclarea L.*
과명	Laviatae
원산지	프랑스
사용부위	Flowering tops
추출법	Steam Distillation
생산량%	0.12~0.15%
색깔	무색 연노랑
향취	Sweet. nutty, floral, earthy
Blending Factor:	2 to 3
Notes:	Top-strong, Mid-strong, Base-weak
주의점	유산 경력이 있으면 임신 첫 3달은 사용 금지. 자극, 민감, 점막에 자극을 줄 수 있다. 음주 시에 최면작용과 술을 빨리 취하게 하는 작용
화학성분	리날롤(8.88~28.48%), 알파터피네올 (0.2~2.64%), 스클라레올 (0.2~2%), 리날릴아세테이트 (49~74.1%) 등 다수의 성분들이 골고루 분포됨.
일반작용	항우울, 소염, 관능적, 생리불순, 저혈압유도, 근이완, 신경 강장, 진정, spasmolytic (경련해소)

(계속)

내분비계	호르몬 중재자, 제라늄과 함께 사용하면 더 강력함. 생리통, 생리불순
신경계	강한 진정, 최면작용, 신경회복(특히 신경쇠약 시)
생식계	생리통, 폐경, 생리불순, 출산 시에 진통, 이완
호흡계	마른 목, 천식 발작 때
피부	신경성 습진, 소염
비뇨계	잔뇨
심리효과	euphoric(행복감)

6. 유칼립투스

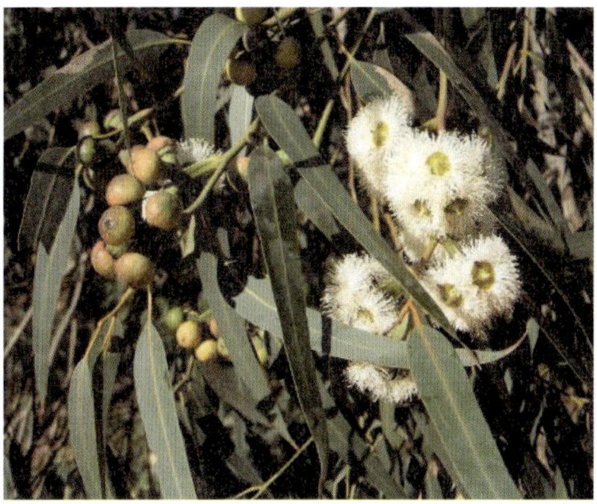

그림 3-5 유칼립투스

호주 원주민들은 유칼립투스를 오래 전부터 사용해 왔으며 전통적으로는 해열제로 사용했었다. 1788년에 처음 기록되었으며, 1845년에 호주에서 처음 증류되었다. 멜버른의 Botanical Gardens의 Baron Ferdinand von Mueller가 약리 작용을 처음 확립하였으며 1885년 영국 약전에 등재되었다.

100가지 넘는 속에 800여 종의 유칼립투스가 있다. 세계에서 가장 키가 큰 나무이며 100m가 넘는 것도 있다. 잎은 푸른색이며 뾰족하다. 목재는 튼튼하고 무늬가 아름다워서 여러 용도로 사용된다. 오일은 기침약, 흡입약, 시럽 등에도 사용된다.

실제로 오일을 추출하여 사용하는 것은 6가지 정도이다.

① *Eucalyptus globules* : 호흡기 치료, 전 세계로 수출되어 각처에서 재배된다. 호주에서 나오는 오일은 보기 힘들 정도이다. 포르투갈, 중국에서 대량 재배된다.

② *Eucalyptus citriodora* : 벌레 퇴치, 냉각효과, 기분전환, citronella의 재료로서 브라질, 중국, 중앙아프리카, 남아프리카에서 상업용으로 재배된다.

③ *Eucalyptus australiana, ssp radiata* : 호흡기 치료, α type의 시네올을 포함하며 E. globulus와 구성성분은 별 차이가 없으나 아로마테라피에서는 더 호평을 받고 있다.

④ *Eucalyptus smitthi* : 호흡기 치료

⑤ *Eucalyptus polybractea* : 신경독성, 곤지름, 말라리아, 장내 기생충

⑥ *Eucalyptus dives* : 신경독성이 크다(피페리톤).

표 3-7 유칼립투스의 특징

이름	유칼립투스 Eucalyptus, Blue gum
학명	Myrtaceae(도금낭과), *Eucalyptus globulus*
원산지	호주, 스페인
사용부위	잎, 잔가지, 잘 말리고, 적절히 보존된 잎
추출법	Distillation
생산량(%)	
색깔	Pale yellow to clear
향취	Strong, camphor like, balsamic, fresh
Blending Factor:	5
Notes:	Top-strong, Mid-weak, Base-weak
주의점	가정용으로 많이 사용되나, 어린이 콧구멍에 직접 바르면 호흡기에 대한 한랭효과로 성문(glottis)의 경련위험이 있다(Martin Watt).
화학성분	알파피넨(10.2~27%), 파라시멘(1.6~3.5%), 리모넨(2.0~9%), 아로마덴드렌(0.1~6%), 알코올(3~5%), 시네올(56.0~85%)
일반작용	거담, astringent, 반흔 제거
소화계	
순환계	자극적, 혈액 내의 요산제거
근골계	근육통 및 결림, 순환장애, 류머티스성 관절염, 염좌
내분비계	
신경계	신경쇠약, 두통
생식계	
호흡계	소염, 거담, 항균작용, 모든 호흡기 감염
피부	헤르페스, 강한 살균력, 여드름, 궤양, 자상, 기타 염증
비뇨계	방광염
심리효과	기분 상승 및 전환, 감정을 가라앉힘, 번잡한 마음을 가라앉힘.

7. 프랑킨센스(유향)

표 3-8 프랑킨센스의 특징

이름	프랑킨센스 Frankincense
학명	Burseraceae, *Boswellia carterii syn. thurifera Birdii*
원산지	소말리아
사용부위	trunk of tree
추출법	Distilled gum. white resin
생산량(%)	
색깔	Pale yellow, clear
향취	Clean. fresh, earthy, woody
Blending Factor:	3 to 4
Notes:	Top− mild, Mid−strong, Base−strong
주의점	자극(−), 민감(−) (민감한 피부에서 8% olibanum에 피부염이 보고되기도 함)(Gereenberg & Lester 1954) (Schwartz et al. 1957)
화학성분	피넨(4.6~43%), 추젠(24%), 리모넨(6~8%), 파라사이멘 (7.5%), 몇몇 세스키테르펜과 알코올, 다량의 레진 성분 (50~60%)
일반작용	멸균, 수렴, 구풍, 면역증강, 거담, 수면, 강장, 외상, bechic, a sedative, pectoral: and a good antiseptic.
신경계	진정, 신경 안정, 정신적인 각성효과
생식계	신경안정
호흡계	마른기침, 가래(파인 혹은 라벤사라와 같이 섞어 후두염, 기관지염에 사용), 걱정 근심으로 인한 호흡곤란, 거담제, 호흡을 느리게 함. 부비동염
피부	건성피부, 지성 피부에 수렴작용, 피부상처, 궤양, 염증, 안티에이징
비뇨계	
심리효과	모든 종류의 회복(과거의 감정 상처), 진정, 명상, 긴장, 걱정

고대부터 종교의식에 사용된 유향은 감람과 관목 유향속의 나무(특히 유향목, Boswellia carterii)에서 채취되는 수지로서 나무에 깊은 상처를 주면 연노랑의 수지가 땅에 떨어진다. 수지는 나무와 버터가 어울린 맛이다.

상업적으로는 가루를 내어 사용하기도 하며, 종종 유동성을 위해(사용상의 편의를 위해) 적절한 첨가제를 혼합하여 액상에 가까운 제형으로 변성시켜 사용하기도 한다. 수지는 hydrocarbons, ethyl alcohol, benzene, petroleum ether, acetone, methylene dichloride 등을 사용하여 용매추출법으로 추출한다(Ethyl alcohol을 사용하는 것이 일반적으로 가장 수율이 많으며, benzene을 이용할 경우엔 수율은 높으나 다소 어두운 색상의 최종 생성물을 얻게 된다. petroleum을 이용할 경우엔 보다 light한 향취의 우수한 resinoid가 얻어 진다). 압솔루트는 고착제로 사용한다. 미용(남성향), 향료, 약리(가글 등), 아로마 종교의식에 골고루 쓰인다. 씹거나 향으로 사용한다.

Olibanum은 고대 유향의 중개를 맡았던 유태어인 "lebonah(우유)"에서 나온 말이다. Frankincense는 10세기경에 'luxuriant incense(풍부한 향)'를 의미하는 말로 사용되었다.

수지에는 정유가 3~8% 섞여 있고 증기증류법으로 추출한다. 색은 무색이며 발삼, 레몬, 캄퍼향이 어울려 나온다. 16세기 기록에는 창상의 피를 멎게 한다고 하였고, 최근에는 피부암에도 사용된다. 수지를 증기증류하여 얻은 정유는 아름다운 황금색을 띤다. Oriental, balsamic note이며 주로 베이스 노트이다.

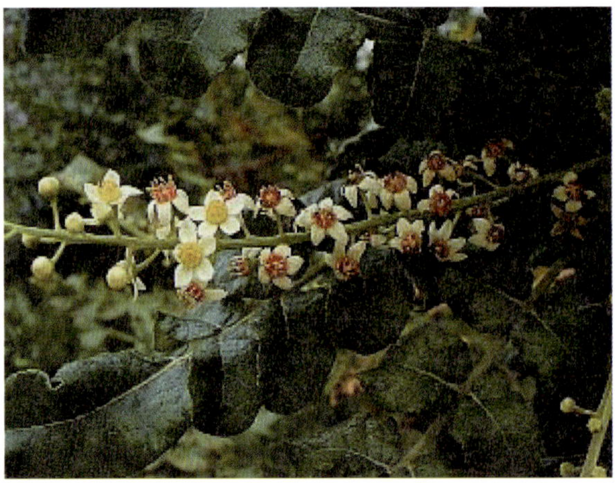

그림 3-6 프랑킨센스

8. 제라늄

제라늄은 쥐손이풀 또는 양아욱 등의 이름으로 불리는 약초로 600여 종류가 있으며 색과 모양이 다르다. 또한 crane' s bill Herb Robert 같은 유럽종의 제라늄과도 다르다. Pelargoniums는 그리스어 palargos(황새, 새부리 모양의 과일)에서 온 것이다.

남아프리카가 원산지이며 1690년에 유럽에 소개되었다. 리유니온, 마다가스카르, 콩고, 이집트, 중국, 스페인, 프랑스, 이태리, 인도, 러시아에서 재배된다. 대항해시절 영국 포츠머스 항의 집집마다 베란다에 제라늄을 키웠고 변종이 많이 생겼다. 오일은 *P. graveolens* (rose-scented geranium), *P. rostrum, P. odoratissimum, P. capitatum, and P. radula*에서 추출하며, 리유니온 (버번)과 이집트 산이 가장 품질이 좋다.

전체적으로 feminine, powerful, green, leafy-rosy, light, vegetable like note를 지닌다. fresh minty, undertone, rich, long-lasting, sweet-rosy, dryout 향이 나며 middle note에 관여한다. 향수를 비롯한 각종 향료에(rich, deep floral 특성을 부여) 중요하게 사용되는 정유이며 종종 rhodinol(geraniol과 L-citronellol의 혼합물) 등을 추출하는 출발물질로써 사용되기도 한다. 제라늄 오일은 응급함에 넣어 둘 만한 오일로써 상처치유, 강장, 항균, 지혈작용을 하며 피곤, 피로, 후유증에 대처할 수 있다.

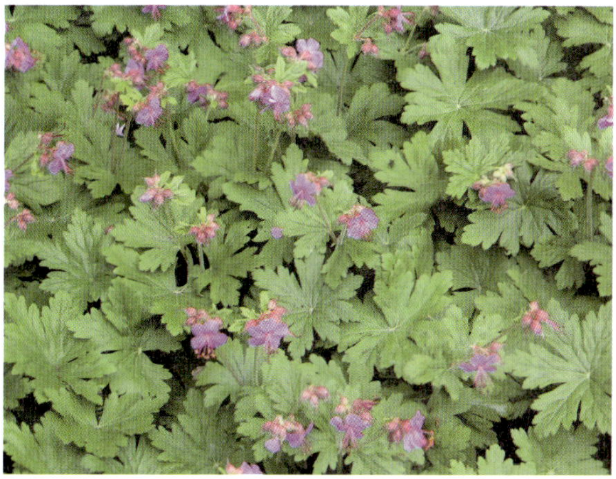

그림 3-7 제라늄

표 3-9 제라늄의 특징

이름	제라늄 Geranium
학명	*Pelargonium graveolens syn. Pelargonium roseum*
과명	Geraniaceae
원산지	Reunion Islands
사용부위	Leaves and stems, 꽃피기 전의 신선한 잎
추출법	Distillation
생산량(%)	
Astrology	Venus
색깔	연노랑–연녹색
향취	Fresh. strong, green, feminine
Blending Factor:	3
Notes:	Top–strong, Mid–strong, Base–mild
휘발율	87
주의점	장기간의 매일 도포 시에 민감해지면 접촉성 피부염과 구각염(Klarmann 1958)의 보고가 있음.
화학성분	로디놀, 제리니올(8.7~24.97%), 시트로넬올(20.89~40.23%), 리닐롤 (1.8~8.8%) 등 다양한 알코올. 구아이아디엔 (3.9~5.3%)등 다양한 세스키테르펜, 유제놀(17.3%), acetic butyric, valerianic, citronellyl formates (8~18%), geranyl formates 등의 다양한 에스테르. 이소멘톤,(4~8.4%), 멘톤 등 다양한 케톤. 디메틸 설파이드.
일반작용	진통, 항우울, 항균, 항염, 수렴, 면역증강, 이뇨, 강장, 외상, 시차극복, 스트레스로부터 심신회복, 항진균 작용, 부신 피질 자극 기능, 해충, 항지혈
소화계	황달
순환계	독소제거, 혈액 및 림프 순환 개선, 지혈
근골계	
내분비계	호르몬 조절자, 당뇨
신경계	말초신경 염증 개선, 스트레스
생식계	생리, 폐경, 사춘기의 호르몬 조절, 유선염 개선
호흡계	점막에 가습, 마른기침 개선
피부	스킨 클렌저 혹은 토너로서 모든 타입의 피부 조절, 습진, 피부염, 여드름, 말초순환 개선, 항독소, herpes zoster, 안면 신경통, 무좀
비뇨계	이뇨, 요석
심리효과	불안, 진정. 스트레스에 대한 신체반응 감소, 부정적 사고 제거, 친근감 유도

표 3-10 국가별 제라늄의 특징

geranium bourbon	리유니온	꽃봉오리	연초록-노랑	sweet, floral, rose-like. 제라늄 중에선 가장 sweetest하며 perfumery에 쓰임.
geranium China	중국		연초록-진한 초록	sweet, floral, warm and somewhat raw and sharp. 중국의 주요 수출품. 운남지방에서 잘 자람. 다소 sharp하고 harsh한 향이다. 다른 오일과 잘 섞이므로 아로마테라피에서 많이 쓰임.
geranium Egypt	이집트		연초록-노랑	sweet, floral and warm. carrier oil에 단독으로 섞을 시, 아주 beautiful하기에 많이 쓰인다. 냄새나 사용법이 위 두 가지의 중간쯤 된다. Aromatherapist들이 선호한다.

9. 생강(진저)

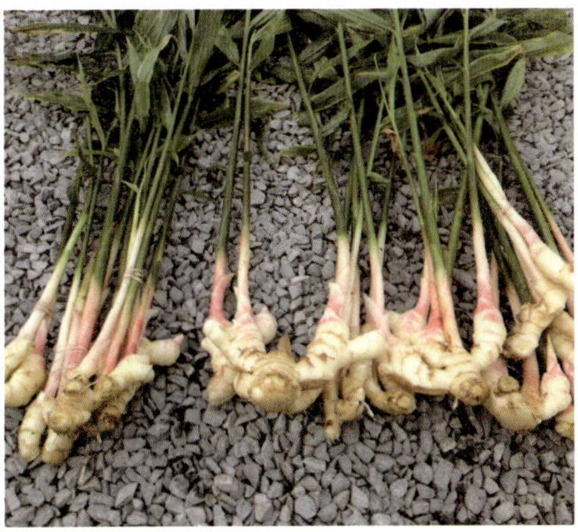

그림 3-8 생강(진저)

인도 열대 해안지방이 원산지이며 가장 오래된 향신료 중 하나이다. 동양에서는 수천 년 동안 조미료로 사용되어 왔다. 현재는 인도, 중국, 말레이시아, 일본, 서인도제도, 아프리카 등 세계각처에서 재배된다. 어디에서나 식용으로 쓰이며 발열 성질 때문에 아로마테라피에 쓰인다. 장수와 활력의 식물로서 세네갈 여인은 생강 뿌리를 허리에 두르고 남편을 깨운다.

생 진저는 중국에서 류머티스를 비롯한 세균성 이질, 치통, 말라리아, 감기, 습한 상태의 설사와 많은 점액 분비에 사용한다. 서양에서는 소화를 돕는 것으로 알려져 있으며, 영국 허브약전에서는 가스 때문에 생긴 복통에 사용한다고 되어있다. 절여서 만든 진저 결정은 동서양에서 과자에 이용하기도 한다.

곧게 뻗은 다년생 허브로 약 1m까지 자라며, 뿌리는 굵고 결절 모양으로 뻗어 자라며 매우 얼얼한 맛이 난다. 매년 녹색의 갈대 같은 줄기가 나며, 잎은 작살 모양이며 꽃은 흰색 또는 노란색으로 뿌리에서 직접 뻗어 나와 핀다. rhizome은 땅속에 있으며 섬유상 구조이다.

표 3-11 생강의 특징

이름	진저, 생강 Ginger
학명	Zingiberaceae, *Zingiber officinale* (Rosc.)
원산지	스리랑카
사용부위	Rhizome(덩이 뿌리), 뿌리의 껍질을 깎아내면 오일의 수율이 저하된다.
추출법	Distillation
생산량(%)	1.5~ 3%
색깔	Clear
향취	Warming, spicy
Blending Factor:	4
Notes :	Top-strong, Mid-strong, Base-weak
주의점	민감한 피부에 자극성이 있다. 페루발삼과 민감성이 교차한다.
화학성분	진지버렌(30%)과 펠란드렌(12%), 커큐멘(8~19%), 비사볼렌, 파네센(19.8%), 제라니알(10%), 시네올 등이 주성분, 기타 gingerin, gingenol, gingerone, zingiberine, linalol, camphene, phellandrene, citral, cineol,
일반작용	진통, 항균, 멸균, 건위, 해열, 지사, 거담, 진경, 자극, 강장, 발한, 근육통, 류마티스, 관절염, 순환 장애, 기침, 인후통, 오심, 창백한 피부, 지성피부
소화계	위산분비 증진, 설사, 복통. 소화불량으로 인한 하품, 입맛 없을 때
순환계	혈액과 림프 순환 증강, 동상, 정맥류, 디톡스, 발한
근골계	근육통, 관절염, 삠, 류마티스, 골절에 로즈마리와 함께 사용, 구루병
내분비계	
신경계	신경쇠약
생식계	said to be a powerful aphrodisiac, 발기불능, 생리통 경감
호흡계	과다한 점액 억제, 해열, 진통, 감기
피부	
비뇨계	
심리효과	warming, nurturing, esp. during winter, sedative, calming, energizing, mobilizes act of will and decision making

10. 재스민

고가의 오일이며, 아주 저 농도로 혼합하면 미묘한 향이 난다. 재스민은 300여 종이 넘고 약용으로서는 그리 크게 사용되지는 않는다. 페르시아어의 Yasmin에서 유래했으나 인도가 원산지이다.

재스민 향은 향장산업에서 널리 사용되며, 이집트에서 가장 많이 생산된다. 16세기 중엽 남유럽에 전파되었다.

클레오파트라의 일화에서 보듯이 최음제로 쓰이며, 꽃은 동이 트기 전, 그리고 꽃이 피기 전에 수거하여 포마드를 만든다. 비누, 향수 등에 많이 사용한다.

재스민 차는 *J. sambac*을 사용한다. *J. officinale*는 간 질환 및 이질에, *J. sambac*은 두통, 불면증, 관절통에, 일반 자스민은 기침, 호흡곤란, 출산 등에 사용했다. 재스민 차는 감정을 평온하게 하는 분명한 조절자 역할을 수행한다.

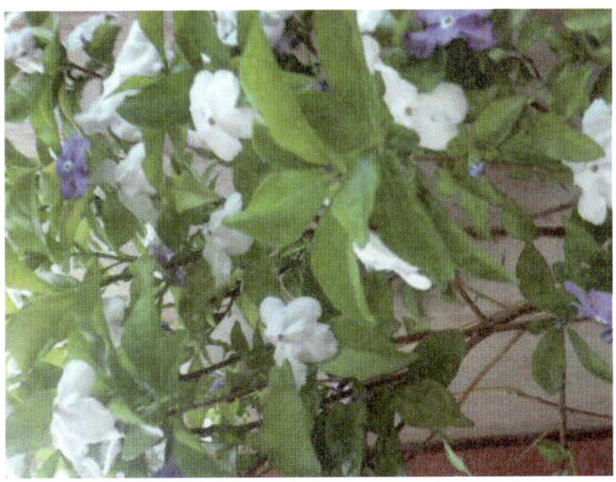

그림 3-9 재스민

표 3-12 재스민의 특징

이름	재스민 Jasmine absolute
학명	Oleaceae, *Jasminum grandiflorum L. syn. Jasminum officinale forma grandiflorum L.*
원산지	남부 유럽(프랑스, 이태리), 북아프리카(모로코, 이집트), 북인도 중국
사용부위	Flowers, pickets at night
추출법	꽃을 그대로 Steam distillation하면 열변성의 우려가 있음.(1) Concrete의 제조:Solvent extraction or Enfleurage(2) Absolute의 제조: Concrete를 Alcohol extraxtion(washing) / 남부 유럽(프랑스, 이태리), 북아프리카(모로코, 이집트)
생산량(%)	0.25~0.32% by enfleurage, 0.05-~1.5% by solvent extraction
색깔	Dark orange, brown.
향취	Rich, floral, fruity. heavy, exotic, warm, sensual, 재스몬은 냄새의 대부분을 구성하고 있으며, 인돌은 강한 농도에서는 역한 냄새가 나지만 희석할수록 묘한 냄새를 풍기는 것으로 알려졌다.
Blending Factor:	1
Notes:	Top-strong, Mid-strong, Base-strong
주의점	알레르기가 때때로 있으며 첩포검사를 요함.
화학성분	파네센(2%), 벤질아세테이트(20%), 벤질벤조에이트 (19%). 메틸재스몬산, 메틸리놀레이트 (14%), 피톨아세테이트(10%), 리날롤(6%), bcnzyaIol, ncrolidol, 유제놀(2%), 재스몬(2.5%-냄새), Methyl anthranilate, Indole
일반작용	항울, 항균, aphrodisiac. galactagogue. 수면, 자궁운동('Warms the womb'). 진통(약한). 불안 및 스트레스 관련 문제. 호흡기 질병
신경계	안구통
생식계	유선분비 증가. Polynesians 원주민들은 정자 수를 늘리거나, 붉은 유방을 진정시키기 위해 재스민 목걸이를 한다. 불감증, 성적 무기력 시에 자궁수축, 생리통 경감
호흡계	호흡조절(걱정 및 스트레스 시의), 긴장완화, 신경질적인 마른기침
피부	건조, 민감한 피부에는 낮은 농도로 사용, 피부진정, 탄력증가, 반흔 경감
비뇨계	
심리효과	Excellent in the treatment of depression. 조절자

11. 주니퍼

북반구(스웨덴, 한국, 헝가리, 캐나다)에 널리 퍼져있는 60종의 주니퍼(서양향나무, 로뎀나무. 측백나무과의 상록관목)가 있지만 식용 및 약용으로 사용하는 berry(베리, 작고 수분이 많은 과실)를 생산하는 것은 J. *communis*이다. 지구 온대지방 곳곳에서 야생으로 서식한다. 2~4m 정도 자라며, 암수 구분이 있고 오일은 2~3년생의 암나무의 cones이 녹색에서 검붉게 변할 때 추출한다. 목재가 아름답고 땔감으로 사용하면 향이 좋다. juniper는 솔방울이 지속적으로 새로워진다는 라틴어 juniores에서 유래한다. 주니퍼는 파피루스에도 나오며, 그리스에서는 역병을 막기 위해 번제하던 나무이다.

로마인들은 비싼 후추 대신에 주니퍼 베리를 식용으로 사용했다. 플리니와 갈렌은 간에 효용이 있음을 발견했으며 폭식가에게 사용했다. 카토가 이뇨작용을 발견했으며 다량의 빻은 베리를 넣은 포도주를 끓여서 열흘 동안 병에 넣어둔 후 아침에 마셨다. 중세에는 두통 · 신장 · 방광 문제에 두루 사용되었으며, 힐데가르드는 폐렴에 사용했다.

연어 훈제와 샤또 같은 술의 향 제조에 사용된다. Gin도 cone(솔방울)을 사용하며 네덜랜드에서의 진의 제조역사는 400년이 넘었다. 영국에서는 유산을 유발시킨다는 속설이 퍼졌으며 현재 많은 허브학자들은 이를 지지하고 있다. 진(gin)의 제조에는 여러 허브(angelica, aniseed, caraway, cardamom, cassia bark, coriander and orange peel)가 사용되지만 기업 비밀을 밝히는 곳은 없다.

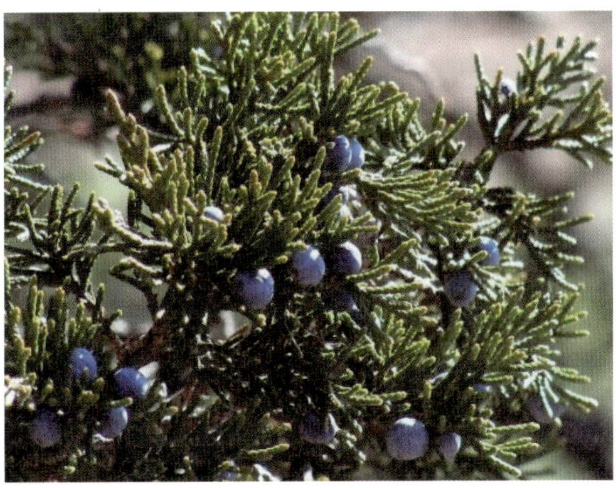

그림 3-10 주니퍼

표 3-13 주니퍼의 특징

이름	주니퍼 Juniper, Common juniper
학명	Cupressaceae, *Juniperus communis* (Linn.)
원산지	Balkans 북부 이탈리아, 오스트리아, 체코, 헝가리, 유고, 프랑스
사용부위	1. 베리 또는 가지를 분쇄하여 사용. 건조 혹은 부분 건조한 것은 품질이 좋으나 양이 적어 베리를 이용하는 주니퍼 브랜디 술의 부산물인 발효된 열매(대부분 이 원료를 사용하며 대부분의 Juniper berry oil이 이에 해당)
추출법	Distillation(증기 및 수증류, 증기증류가 좋은 품질)
색깔	Pale yellow
향취	Fresh, pine, fruity
Blending Factor:	4
Notes:	Top-mild, Mid-mild, Base-weak
주의점	이뇨작용으로 신장에 문제가 있을 때는 사용하면 안 된다. 피부와 호흡기에 직업적인 항원이 될 수 있다. 임신시에는 사용불가
화학성분	알파피넨(50%), 베타피넨(10%), 리모넨 (20%), 추젠, 사비넨(0.3~8%) 등 많은 모노테르펜, 카리오필렌, 알파 휴물렌(1%). germacrene(2.7%) 등 많은 세스키테르펜, 많은 알코올, 미량의 옥사이드, 에스테르, 쿠마린 등
일반작용	류머티스, 항균, 진경, 발한, 항독소, 이뇨, 생리불순, 발적, 강장, 기생충, 소화
소화계	식욕자극, 소화불량, 장내 가스, cirrhosis(복수), 치통(cade)
순환계	전신순환 자극, 항독소, 동상, 찬 손발(발은 블랙페퍼와 함께), 세동맥경화
근골계	근육통, 혈중요산 제거, 류마티스, 관절염, 셀룰라이트, 부종, 비만
신경계	근육긴장, 스트레스, 불안, 우울, dropsy, 신경안정
생식계	leucorrhoea, painful and difficult menstrual periods
피부	혈액, 림프 순환, 피부염, 습진, 셀룰라이트, 스킨토너, 항균, 항독소, 여드름, 피지 제거(facial sauna)
비뇨계	이뇨, 방광염, 신장청소, albuminuria, oliguria, gonorrhoea, cystitis gout, urinary stones
심리효과	4주 이상 지속된 불면증, 그 날의 일이 잘 안 풀릴 때, 기운 없을 때

12. 라벤더

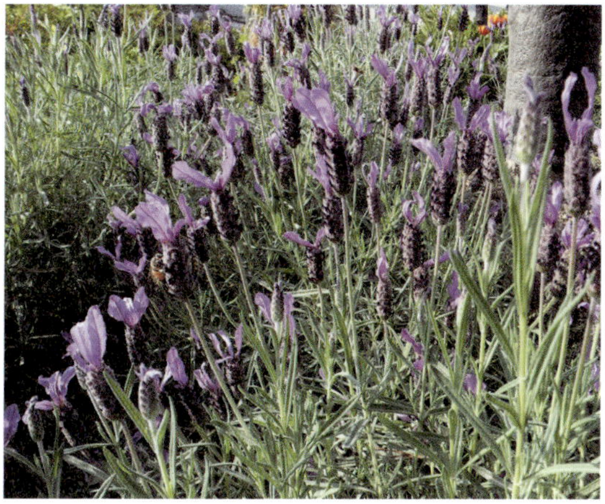
그림 3-11 라벤더

라벤더는 아로마의 대표로 인식되고 있으며 사용의 역사도 오래되었다. 라벤더 가지를 모자 속에 넣어두면 모든 두통이 해소된다는 말은 그 효능을 짐작케 한다.

오일은 해발 600~ 1,000m의 고산지에서 자라는 라벤더를 채집 · 추출하여 수증기 증류하여 얻는다.

그러나 라반딘 지방의 농부들이 추출량이 많고 저렴한 오일을 만들기 위해 라벤더를 아스픽(aspic, spike lavender)과 접목시켜 꽃 향이 더욱 풍부한 오일을 생산하게 되었으며, 지역 이름을 따서 라반딘(lavandin)이라고 이름 붙였다. 두 오일은 리날릴 아세테이트라는 에스테르의 양으로 구별할 수 있고 에스테르 양이 높은 오일이 품질 좋은 것으로 평가된다.

라벤더는 오래 전부터 약용으로 인식되어 왔고, 라틴어 'lavare'는 'wash'라는 의미이며 로마시대에는 목욕물에 사용되었다. 12세기에 힐데가르트는 약용으로 이 식물을 재배하였다. 당시는 라반둘라계의 모든 식물들이 라벤더로서 함께 재배되었으며, 그후 영국 런던 부근의 노포크나 미참, 프랑스 프로방스의 그라스 지역이 라벤더 산지로 유명해졌다. 초기의 오일 추출은 라반둘라의 종을 구분 않고 한꺼번에 추출했으나 점차 각각의 종을 구분하여 라벤더, 스파이크라벤더(aspic, spike or old English lavender인 Sticadore로 알려진 라벤더 variety에서 추출), 라반딘 등으로 구분하여 추출하였다.

라벤더는 급성의 발열 · 염증 · 울혈 등에서는 1% 이하로 사용할 때 소염 · 진통 · 해열 기능을 나타내며, 만성적인 혹은 노인의 손발 차가움 · 피로 · 오한에서는 따뜻함과 편안함을 준다.

Lavender stoechas는 자극적이며 온열효과를 가지고 있으며, 스파이크라벤더는 자극적, 기분전환, 진통 효과가 뛰어나다.

또한 라벤더, 제라늄, 페퍼민트, 사이프레스 등의 아로마 오일들은 정신 신경계, 체온, 기분, 호르몬 효과, 혈압, 호흡 등에서 항상성 효과를 가진다.

표 3-14 라벤더의 특징

이름	라벤더 Lavender
학명	Labiatae syn. Lamiaceae, *Lavandula angustifolia (Mill.) syn. officinalis*
원산지	프랑스
사용부위	Flower, Flowering tops
추출법	Distillation
색깔	Clear to pale yellow
향취	Fresh, floral, sweet, herbaceous
Blending Factor:	7
Notes:	Top-mild, Mid-strong, Base-mild
주의점	고농도에서는 자극성이 있음, 과민성피부염이 여러 차례 보고됨.
일반작용	진통, 항균, 항우울, 항염, 진경, 면역증강, 항독소, 항진균, 혈압강하, 회춘, 진정 , 상처치유
소화계	체함, 복통, 가스 제거(연동운동 증가), 소화불량
순환계	백혈구 재생 증가, 항독소, 림프 순환, 빠르고 약한 맥, 해열,
근골계	근육통, 특히 염증성 조직의 진통
내분비계	제라늄, 클라리세이지와 더불어 호르몬 조절자
신경계	긴장, 스트레스, 쇼크, 어지러움, 신경조절자, 불면
생식계	해산 시의 진통
호흡계	소염, 점액제거, 마른기침, 점막안정
피부	조직 재생(화상 열상 등), 농양, 여드름, 알레르기, 무좀, 습진, 건선, 햇볕열상, 봉와직염, 점, 모든 타입의 피부에 피지조절 및 항균
비뇨계	방광염
심리효과	Calming, soothing, nurturing, balancing, personal renewal, useful in treating depression, alleviating fears, anxiety, agitation

표 3-15 라반둘라 계열 오일들의 비교

종류	리날릴아세테이트	학명	효능 및 비고
라벤더 바렘	50~52%	라벤더와 같음.	최고의 품질, 공업용으로 재배됨.
라벤더	40~45% (최소 35%)	*Lavandula angustifolia (Mill.)syn. officin alis (Chaix) syn. vera* (독일)	지중해 주변의 고산지대 (600~1,500m)에서 자생. 전 세계에 퍼짐. 안정 및 자극 효과.
프렌치 라벤더	시네올 캄퍼(50% 정도)	*Lavandula stoechas*	스파이크 라벤더와 비슷하며 안정 효과는 거의 없다. 고용량으로 사용하지 말 것.
라반딘	25% (15~35%)	*Lavandula x intermedia syn fragrans/ delphinensis*	라벤더 포자를 아스픽에 수정, 병충해와 기후에 강함, 다량의 오일 생산. 향장용. 안정효과. 수정된 종에 따라 리날릴아세테이트 함량이 abrial(20~30%), grosso(28~38), super(32.53~52.2%)로 다르다.
스파이크 라벤더	미량	*Lavendula latifolia syn. spika*	스페인, 라벤더보다는 저지대(700m). 항생, 소염 및 상처 치유 효과는 라벤더와 함께 쓰면 더욱 좋아짐. 캄퍼가 많아 높은 용량으로는 사용하지 말 것.
라벤더 몽블랑	다량	*Lavandula angustifolia*	몽블랑 같은 고산지대에서 공업용 재배, 품질의 손상 없이 수년 간 저장 가능.
라벤더 미참		*Lavandula angustifolia*	영국 써레이 지방의 미참(Micham)이란 들판에서 수확.

13. 파 인

많은 종이 뒤섞여서 자라며 온대지방 북부에 많다. 성장이 빠르고 많은 나라에서 보호수목으로 지정되어 있다. 대부분이 펄프로써 종이 제조에 쓰이고, 이 과정에서 오일이 추출된다. 여러 목적에 쓰이는 표준 오일을 만들기 위하여 보통 블렌딩한다. 성분을 보고서야 품질이 결정될 정도로 복잡한 오일이다.

소나무 목재부위에서 추출한 것은 turpentine이라고 불린다. Pine은 소나무 그리고 fir는 전나무를 가리키나 pine siberica는 주로 전나무의 목재와 잎에서 추출하며 fir needle oil이라고 불린다. 알프스와 오스트리아, 북 이탈리아에서 생산하며 호흡계통 치료에 많이 사용된다.

북미에서는 오일과 레진을 섞어서 오일을 추출하는데, 이것은 rosin이라고 부르며, 산업용 및 향장용으로 그 용도가 다르다. 또한 캐나다의 전나무에서는 spruce라는 오일을 뽑아 낸다.

전나무가 아닌 소나무계통의 오일들은 북반구 전역의 소나무에서 추출이 되고 있다. 북한, 시베리아, 스칸디나비아, 캐나다 등지에서 생산된다. 이들은 Pinus 속의 소나무들로서 *P. alba*가 주류를 이루나, 알프스와 스코틀랜드에서는 *P. sylvestri*도 있다.

Pine도 여러 종이 있지만 모양에 따라 크게 dwarf pine과 일반 pine이 있으며, 보통 dwarf pine에서 추출한 오일은 아로마테라피에는 사용되지 않는다.

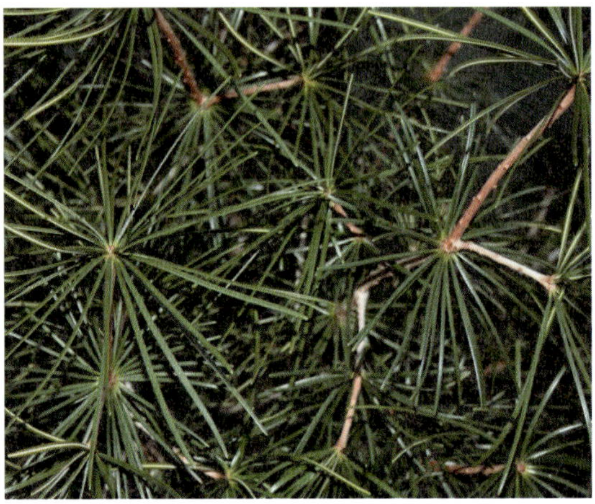

그림 3-12 파인

표 3-16 파인 종류에 따른 성분 분석

종 류	성 분
pine dwarf	monoterpene(60%), ester(10%)
pine long leaf (turpentine)	monoterpene (95%)
pine long leaf wood	alcohol(80%), monoterpene(8%), phenol(8%), ketone(1%)
pine long leaf	alcohol(80%), monoterpene(8%), phenol(8%), ketone(1%)
pine scotch	monoterpene(70%), sesquiterpene(5%), alcohol(5%), ester(5%)

표 3-17 파인의 특징

이름	파인 Pine, Scotch pine.
학명	Pinaceae(Coniferae). *Pinus sylvestris*
원산지	프랑스
사용부위	Pine needles
추출법	Distillation
생산량(%)	
색깔	Clear
향취	Balsamic, woody, piney
Blending Factor:	
Notes:	Top-strong, Mid-strong, Base-mild
주의점	무자극, 가끔 민감한 피부에 자극되므로 피부에 주의 깊게 도포
일반작용	울혈 방지, 항균, balsamic, 이뇨, 거담, restorative, 기분 전환, 강장, 소취, 이뇨, 거담, 살충, 발적 작용, 흥분 작용(부신피질, 순환계, 신경계),
소화계	괴혈병, 구충 기능
순환계	전신순환, 항독소, 혈압 상승
근골계	근육통, 요산 제거, 항류마티스 효과
내분비계	
신경계	신경통, 신경쇠약
생식계	출산 시 산모의 호흡을 쉽게
호흡계	산소공급, 천식, 기관지염, 가래, 기침, 부비동염, 감기. 호흡기 청소 pine, peppermint, eucalyptus
피부	다한, 옴, 궤양, 피부 수렴, 항독
비뇨계	비뇨기 감염, 방광염
심리효과	기분전환, 이완, 심호흡, 기분상승

표 3-18 파인의 종류

종류	원산지	추출부위, color	odor, 기타
Pine siberica EO = Fir needle oil, siberian	시베리아	waste wood and leaves water white	balsamic, sweet, faintly woody, slightly spicy pine needle
mixture of EO and resin=rosin	북미	Oleoresin amber	terpeney and characteristic EO과 Rosin은 각기 다른 용도도 가지고 있다.
Pine, Scots pine. Norway pine	프랑스	Pine needles	
Pine sylvestre essential oil: = Pinus sylvestris oil	발틱해 주변	무색 또는 엷은 노란색의 유동성 액체	전형적인 소나무 숲을 연상시키는 상쾌한 나무 향, 약간 점성이 짙다. 방향제, 살충제, 소독약, 비누, 세제향 등에 종종 이용된다.
Pinus sylvestri	스코틀랜드	무색	아로마테라피에 유일하게 사용되는 pine계 오일

* pine wood distillation 시에 turpentine이라고 함. turpentine의 종류에는 여러 가지가 있는데, AT에는 그리 많이 쓰이지는 않으며, 공정을 거친 후 산업용, 페인트, 향장용품, 기타 용도로 사용된다.

14. 오렌지

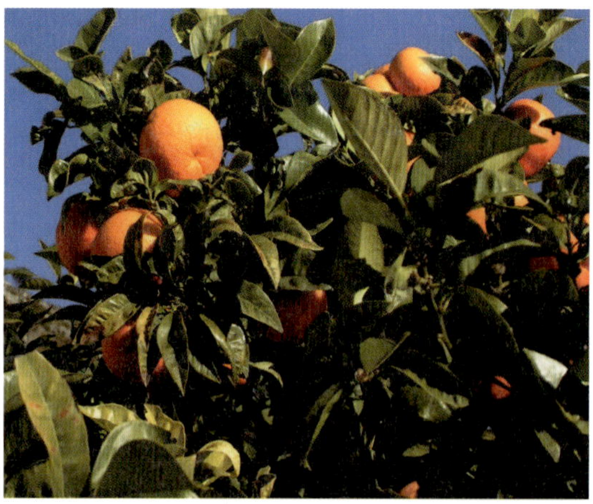

그림 3-13 오렌지

표 3-19 오렌지의 특징

이름	오렌지 Orange, Sweet orange
학명	*Citrus Sinensis Osbeck syn. C. aurantium vu. sinensis L.*
과명	Rutaceae.
원산지	이스라엘, 미국, 스페인, 이탈리아
사용부위	Peel or Zest of fruit
추출법	Expression
생산량%	0.5~3.5%
색깔	Clear to light yellow
향취	Refreshing, citrus like, orange
Blending Factor:	7
Notes:	Top-strong, Mid-weak Base-weak
주의점	Non−irritant, non−sensitizing
화학성분	리모넨(95%), 알파, 베타 피넨(2%), 사비넨, 미르신(1%), 파네센 등 리날롤 및 여러 알데히드,
일반작용	항울, 항균, 해열, 진정, 소화, 강장, 기분전환

15. 페퍼민트

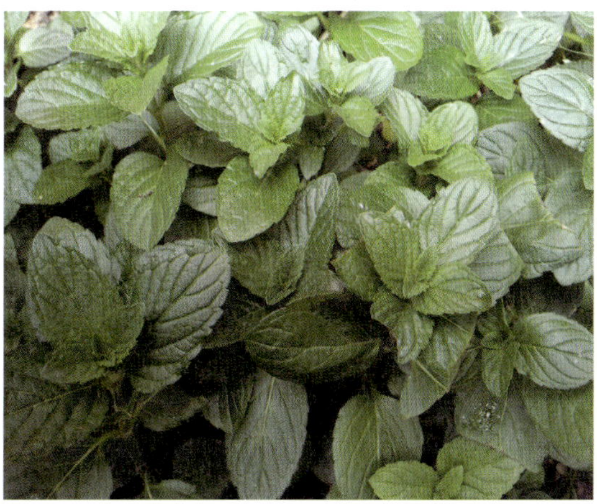

그림 3-14 페퍼민트

표 3-20 페퍼민트의 특징

이름	페퍼민트 Peppermint
학명	Labiatae syn. Lamiaceae. *Mentha piperita*
원산지	프랑스
사용부위	Leaves and flowering tops
추출법	Distillation
생산량(%)	
색깔	Pale yellow, clear
향취	Fresh, menthol, clean, cool, strong
Blending Factor:	1 to 2
Notes:	Top-strong, Mid-strong, Base-weak
주의점	멘톨은 고농도에서는 피부 자극이 있다. 특히 패치 시 주의해야 한다.
화학성분	menthol(멘톨, 38~46%)외에 다양한 알코올, 멘톤(menthone, 16~40%)외에 다양한 케톤(iso-menthone ; 5%, neomenthone ; 2%, piperitone ; 3%, caryophyllene), 다양한 모노테르펜(15%), 다양한 세스키테르펜, menthyl acetate (5%) 외에 다양한 에스테르 및 옥사이드
일반작용	진통, 항염, 항균, 진경, 수렴, 구풍, 항울, 거담, 해열, 자극, 위 강장, 발한
소화계	travel sickness, 위통, 복통, 소화불량, 장내 가스, 신경성 대장염
순환계	순환 촉진(로즈마리, 블랙페퍼)
근골계	긴장된 근육, 근육통
내분비계	
신경계	정신적 피로, 자극
생식계	
호흡계	천식, 기관지염, 구취, 부비강염, 두통, 기침
피부	혈액 순환 촉진, 클렌징
비뇨계	
심리효과	Clearing. stimulating, uplifting

16. 로즈마리

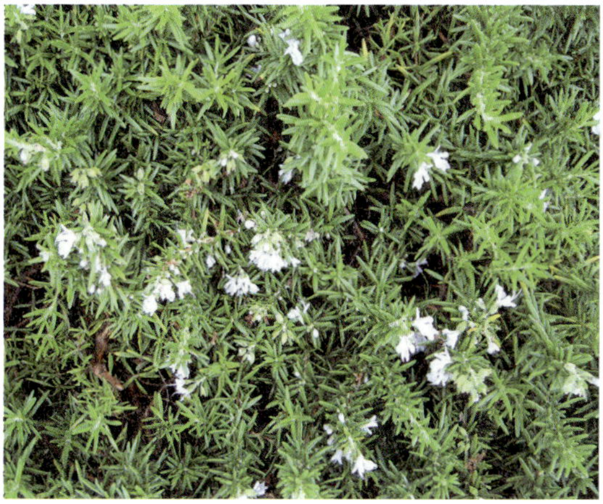

그림 3-15 로즈마리

로즈마리는 Labiatae의 관목으로 충실, 기억의 상징이며 Rosmarinus란 "바다의 이슬"이라는 뜻이며 잘 자라는 정원수이다. 튀니지, 북아프리카, 황폐한 지중해연안 지방에서 자생하며 스페인에서 대규모로 경작한다. 스페인 산은 허브향이 적으며, eucalyptus의 냄새에 가깝다.

늦은 봄의 꽃이 무척 향이 좋으나 찬바람을 맞으면 죽는다.

Dioscorides가 1980년에 로즈마리를 목욕물에 우러나게 하면 쾌적하고 신선한 허브목욕이 된다고 하였다. 오일로 연고, 화장수, 오데코롱, 남성용품을 만든다.

세익스피어의 햄릿에도 나오는 이 허브는 이집트 시대부터 사용되어 미라를 장식했고, 그리스와 로마 시대에는 널리 사용되었으며 사랑과 죽음의 의미를 가지고 있었고 후에 결혼식과 장례식에 사용되었다.

로즈마리는 강한 항균작용이 있으며, 페스트 창궐 시에 훈향으로 사용되었고 incencier라는 별명을 가지고 있었다. Theophrastus and Dioscorides는 위와 간 질환에, Hippocrates와 Galen은 간염 및 황달에 사용했다. 13세기에 Arnauld de Villeneuve가 증류에 성공했으며 헝가리워터의 주성분으로 사용되었다.

로즈마리 오일은 꽃과 잎, 가지를 사용하여 수증류법으로도 추출될 수 있으며, 모로코는 로즈마리 오일의 주 생산지 중 하나이며, 많은 가내수공업자들이 반야생 로즈마리에서 오일을 채취한다. 채취 지역에 따라 몇 가지의 화학종으로 구분할 수 있다. 모로코(Maroc)나 튀니지(Tunis)에서 생산되는 질 좋은 오일은 시네올 타입이고, 캄퍼와 보르네올 타입은 스페인에서 그리고 피넨과 버베논 타입은 코르시카와 프랑스에서 생산된다.

로즈마리는 남성용 제품들을 비롯한 목욕제품, 살충제, 소독약, 실내방향제, 가정용품(스프레이), 향수(Floral type) 등의 다양한 영역에 허브와 캄퍼의 향을 부여하기 위해 자주 사용된다. Masking agents 및 Linalool의 추출을 위한 출발 물질로도 종종 이용된다.

표 3-21 로즈마리의 특징

이름	로즈마리 Rosemary
학명	Labiatae. *Rosmarinus officinalis*
원산지	모로코, 스페인
사용부위	Flowers and leaves(꽃봉오리가 가장 품질이 좋다)
추출법	Distillation
생산량(%)	
색깔	Clear – pale yellow
향취	Fresh, strong, vibrant, herbaceous
Blending Factor:	2
Notes:	Top–Strong, Mid–Strong, Base–mild
주의점	접촉성 피부염을 일으킬 수 있다.adulteration이 있을 수 있으며, 생산지를 확인하는 것이 좋다.
화학성분	피넨(25%), 캄펜(10%), 미르신(4%) 등의 모노테르펜, 시네올(20%), 케톤(캄퍼 및 버베논), 세스키 테르펜 그리고 다양한 알코올과 에스테르 화학종에 따라 성분이 다름.
일반작용	진통, 항우울, 류마티스, 항균, 수렴, 강장, 뇌혈류 증가
소화계	대장염, 소화불량(카모마일과 함께), 구풍, 간질환, 황달, 간 및 담청소, 소화기 근육이완
순환계	전신 순환 증가, 혈액 정화, rejuvenating, 저혈압
근골계	근육통, 삠, 부음, 관절염
내분비계	불구, 두통, 저혈압, 신경통, 정신적 피로, 신경쇠약, 스트레스, 감각 저하 부신피질 자극제. 육체의 피로나 스트레스
신경계	무기력, 두통, 저혈압, 신경통, 정신적 피로, 스트레스, 감각 저하, 부신피질 자극
피부	클렌징, 살균 소독, 여드름, 뾰루지, 혈액 및 림프 순환, 지루성 두피, 피지 막힌 피부, 비듬, 모발 성장 및 재생
호흡계	부비강 울혈제거로 유칼립투스, 페퍼민트와 같이 사용. 천식 시에 로즈마리 베게를 사용하거나, 로즈마리 오일을 얼굴, 앞가슴에 바르는 것도 좋다.
심리적	활력, 청순함, 문제해결의 힘을 준다. 기억력, 결단, 기분전환

17. 티트리

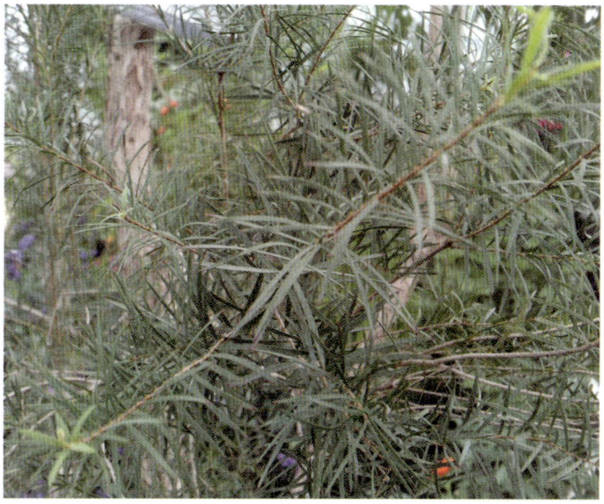

그림 3-16 티트리

티트리라는 이름은 호주를 발견한 제임스 쿡 선장이 차나무(Leptospermum. camellia sinensis)로 오인하여 이름을 붙인 것이 그 기원이다. 티트리는 도금양과의 식물로 5~7m로 키가 작은 편이다.

도금양과에는 유칼립투스, 카유풋, 니아올리, 마누카, 카누카, 구아바, 머틀, 올스파이스, 클로브 등이 있으며 유용한 식물군이다. 호주 원주민들은 잎으로 차를 만들어 마시며 모든 질병에 두루 사용했고, 제2차 세계대전 중에는 응급실에서 소독제로 사용되었다.

호주에서 이 오일에 대한 많은 연구가 있었으며 바이러스 박테리아나 곰팡이 등의 모든 병원균에 상당한 항균성을 가지고 있고 강력한 면역력 증강 작용을 하며, 피부 재생력을 향상시킨다는 것이 밝혀졌다. 또한 병원 내 감염 중에서 가장 위험한 MRSA(항생제 내성 세균) 같은 박테리아에도 항균력이 있으며 곰팡이 포자에도 강한 멸균력이 있어서 잘 낫지 않는 무좀이나 질 칸디다나 트리코모나스에도 이 오일이 사용된다.

티트리는 비누, 크림, 연고, 샴푸, 바디 젤 등의 여러 다양한 용도로 사용되고 있으며 라벤더와 함께 가장 많이 사용되는 오일로 자리 매김을 하고 있다. 특히 일본에서는 모든 일상용품에 티트리를 사용할 정도이다.

그러나 극히 안전하다는 평을 들어 왔던 라벤더와 티트리를 광범위하게 사용하면서, 이 오일들을 한 번도 사용해 본 적이 없는 사람에게서 피부 자극과 감작이 발생한다든지, 티트리를 많이 사용한 사람들에게는 항균력에 대한 내성과 부작용들이 생기게 되었다.

표 3-22 티트리의 특징

이름	티트리 T-tree, Tea tree, Ti tree
학명	Myrtaceae. *Melalleuca alternifolia*
원산지	호주, 뉴질랜드
사용부위	
추출법	Steam distillation
생산량(%)	2.0-5.0%
색깔	Clear to pale yellow
향취	Spicey, warm, balsamic
Blending Factor:	3
Notes:	Top-strong, Mid-strong, Base-weak
주의점	무자극, 민감성(-)
화학성분	상당히 많은 종류의 모노 및 세스키테르펜으로 구성되며 각 성분들이 비교적 고르게 조합됨. 또한 여러 알코올(1~40%)과 옥사이드(1~64%)로 구성됨. 모노테르펜(25~40% 피넨, 터피넨, 사이멘, 리모넨, 터피놀렌, 투엔, 사비넨, 펠란드렌, 터피놀렌) 세스키테르펜(카리오필렌, 아로마덴드렌, 비리디플로렌, 카디넨 등), 알코올(터피넨4올, 터피네올, 글로불롤, 비리디플로롤 등)
일반작용	항균,항바이러스, 항진균, 자극, balsamic, 거담
소화계	항균
순환계	면역 증강, 혈액 및 림프 순환
근골계	피로 해소
내분비계	
신경계	
생식계	
호흡계	감기 독감, 기관지염, 부비동염
피부	피부 감염, 무좀, 항바이러스, 가려움증, 비듬, 질 캔디다, 욕창, 궤양
비뇨계	멸균, 방광염, 요도염, 요산, 신장 청소
심리효과	

18. 타 임

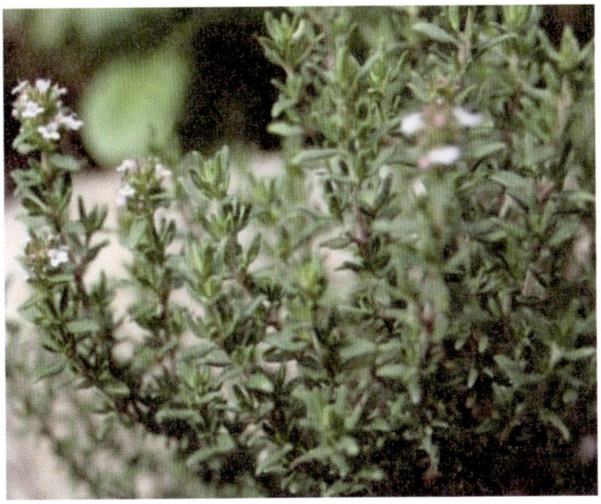

그림 3-17 타임

타임은 백리향 또는 사향초라고 불리며 300종 이상 되는 키 작은 단단한 허브로서 지중해 주변 유럽에서 자생한다. 대체로 따뜻한 곳에서 재배하는 종이 향이 강하다.

스페인에서는 곡식으로 재배되며(기후가 알맞기 때문에), *T. citriodora, lemon-scented thyme. T vulgaris, or garden thyme*은 주로 요리에 쓰이는데 잎이 검푸르며 가늘다. 꽃은 연분홍에서 붉은색까지 다양하다.

T. membranaceus은 스페인 고유종이며, 가장 향이 강하며, caraway나 orange 향이 나는 타임도 있다. 타임과 origanum을 종종 혼동하는데 타임은 정원사, 요리사에 친한 작은 식물로 유럽 전역에서 자생한다.타임의 역사는 길다. 수메르 인들은 기원전 3,500년에 타임을 기록했으며, 이집트 인들은 tham이라고 불렀으며 연고제작에 사용했다.

Dioscorides는 thyme white를 약용식물로, 그리고 thyme black을 담즙생산을 유도하는 나쁜 식물로 기록했다. 히포크라테스도 타임을 처방전에 기록했다. 식물의 향 때문에 그리스인들은 타임을 thurnos(냄새)라고 불렀으며 로마인들은 식용 및 약용으로 사용했다.

플리니(Pliny)는 간질의 처방으로 타임을 매트리스 사이에 넣고 그 위에 누워 자도록 했다. 공교롭게도 아기 예수의 구유에도 타임이 섞인 건초를 사용했다. 플리니는 타임을 끓여 두통에 사용했고, 타임은 전통적으로 뱀독을 제거하는 데 사용되었다. 로마 사람들은 타임이 울적한 마음을 없애고 용기를 준다고 생각하여, 전투에 나가기 전에 타임을 사용했다. 십자군전쟁에 나갈 때 여인들은 타임 즙을 묻힌 손수건을 기사에게 주었다.

Hildegarde는 페스트, 나병, 머릿니, 마비에 사용했다. 영국에서는 공공장소에 나가기 전에 왕이나 사제들이 전염병을 피하기 위해 사용했다. 17세기 프랑스에서는 두뇌강화나 소화기 강화에 사용했다. 1719년, Neumann이 티몰을, 후에 Cadeac과 Meunier가 carvacrol and pinene을 발견했다. 18세기에 타임은 여러 용도로 사용되었는데, baume tranquille는 정신병에 사용되었다.

1884년에 Camperdon는 타임이 병의 회복기에 힘을 준다고 했고, 후에 Dr Leclerc는 천식 · 우울 · 호흡기 감염 · 만성 기침에 사용했다. 1차 세계대전 때에는 타임을 clove, lemon, chamomile과 섞어서 병원에서 세척제와 소독제로 사용했다. 황열균을 죽이는데 석탄산보다 7배가 강하다.

의 · 약학적으로 각종 마우스 워시 및 가글 등에 많이 사용된다. 방향적 용도로도 비누 향료를 비롯한 각종 제품들의 향료에서 유용한 top note 및 masking effect이나 refreshing effect 등을 활용하기 위해 종종 이용된다. Flavor로도 종종 이용된다.

Thyme plant와 thyme oil은 매우 헷갈린다. 타임에서는 여러 종류의 오일을 추출한다. *Thymus vulgaris*에서는 두 종류를 추출하는데 thyme sweet와 thyme red가 있으며 red는 natural distillate이고, white는 thyme red를 재증류한 것이다. 타임을 추출하는 나라마다 타임을 저장하는 용기가 다르다. Thymol은 철과 반응하여 산화가 되며 오일의 색이 붉게 변하여 thyme red가 된다. onyx용기를 사용하면 산화가 안 되어 thyme white가 된다.

Thyme red는 phenol이 포함되어 피부에 자극적이라서 화상과 물집이 생길 수 있다. Flavor와 pharmacy에서 광범위하게 쓰인다. Thyme white는 붉은색을 제거한 것으로 red보다 좀더 안전하게는 쓸 수 있으나 구성성분이 확립되지 않았고, 역시 자극적이다.

Thyme sweet는 phenol성분이 적고 알코올(리날롤, 제라니올, 터피네올) 성분이 많다.

표 3-23 타임의 특징

이름	타임 Essence the Thyme, Thyme, Common thyme
학명	Labiatae Labiatae syn. Lamiaceae, *Thymus vulgaris*
원산지	프랑스, 남유럽
사용부위	Thymus vulgaris(Thymus zygis)의 부분 건조된 허브
추출법	steam distillation,
생산량(%)	1
색깔	Pale yellow(White thyme oil), Reddish, brown
향취	강하고 풍부한 풀, 향신료 향이 난다.
Blending Factor:	1
Notes:	Top- strong, Mid-strong, Base-weak
주의점	피부 자극성이며 항상 희석해서 사용한다.오렌지, 글리콜, 설탕 등을 섞으면 향이 매우 순해진다.Thymol(철과 접촉하면 즉시 변색하는 성질이 있음)
화학성분	화학종에 따라 성분이 크게 차이난다. 티몽, 카바크롤(25~40%), borneol, cineol, linaiool, menthone, p-cymene, pinene and triterpenic acid.
일반작용	자극적이며 이완적이다. 새로움을 공급 받는 듯 기분, 소각되어 새로 태어나는 듯, 디톡스, 신경 강화, 지성미, 사회성 강화.
소화계	설사, 소화불량, 장내 가스 및 구풍, 소화계 강장, 기생충
순환계	혈액과 림프 순환 및 면역 강화. 부종, 혈압 상승, Gout
근골계	관절염, 비만, 셀룰라이트, 근육통, 삠, 요산 제거
내분비계	
신경계	집중력, 기억력 강화
생식계	
호흡계	감기, 기관지염. 인후염, 가래, 독감 예방
피부	농, 여드름, 열상 화상, 피부염, 벌레 자상, 머릿니, 구내염, 조갑 백선항상 0.5~1 %로 희석해서 사용할 것
비뇨계	방광염, 비뇨계 조절 및 강장
심리효과	활력 자극

타임을 사용할 때는 구성성분에 따라 사용하는 것이 안전하다.

이름	색	추출부위	일반명	오일의 odor
Thymus vulgaris	오렌지, 적갈색	전체	T-red	rich, powerful, herbaceous and strong phenolic
Thymus vulgaris L and T. zygis var. gracils Boiss.	연노랑	전체	T-white	strong, herbaceous, rich, phenolic
Thymus vulgaris cultivars.	무색, 오렌지	줄기, 잎	T-sweet	sweet, herbal, phenolic
Thymus vulgaris L and T. zygis var. gracils Boiss.			thyme	strong, phenolic, sweet undertone
Thymus serphyllum L.			thyme	
T. zygis			thyme	
Thymus capitis	amber	줄기, 잎, 꽃	T- wild (creeping)	

타임의 속명에는 다른 오일 이름이 붙은 것도 있다.

Thymus capitatus	origanum vulgare, Satureja capitatus	오레가노
Thymus mastichina	marjorana-Spanish type	마조람(marjoram wild)

*Thymus vulgaris*에는 여러 화학종이 있다.

① *Thymus vulgaris* : Citral/Linalol. 지성피부, 여드름에 사용

② *Thymus vulgaris* : Geraniol

③ *Thymus vulgaris* : Thujanol-4. 호흡기 감염

④ *Thymus vulgaris* : Thymol. 항균력이 높고, 만성피로, 면역증강, 빈혈 등에 사용

⑤ *Thymus vulgaris* : Carvacrol

19. 일랑일랑

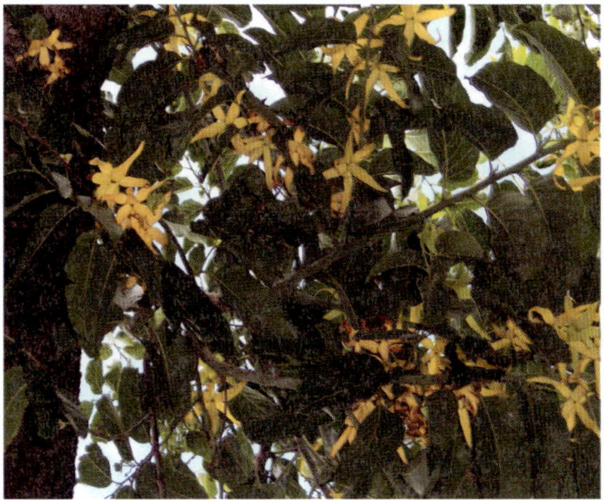

그림 3-18 일랑일랑

필리핀에서 향의 나무로 알려진 이 나무는 현재 전 세계의 열대림에 퍼져 있다. Réunion 에서는 1884년에, 그 후 마다가스카르와 타이티에도 경작이 된다. 본 고장에서는 30m 정도의 크기로 자라나며, 꽃은 꽃 중의 꽃으로 불릴 정도로 아름답고 다발로 피어나며, 녹색에서 시작하여 20일 정도 지나면 노랗게 되고 향이 매우 강하게 난다. 연중 피는 꽃이지만 우기에 좀더 많다. 꽃은 씨가 많은 녹색의 열매가 된다. 자연산은 재배종보다 향이 짙지 못하다.

정유를 뽑아내기 위해 여러 품종이 재배된다. 일랑일랑은 자바 섬에 많이 자라는 Cananga(*C. odorata var. macrophylla*)로 대체되어 오일을 추출하고 있다. 동일한 식물이지만 인도네시아(자바)산의 Cananga odorata를 인도네시아, 또는 자바 등지에서 수증증류(Water distillation) 또는 직화증류(Direct fire method) 했을 경우에는 이를 Ylang Ylang oil 이라고 하지 않고, Cananga (Java) oil 이라고 하므로 주의를 요한다. John Ray(1628~1705, 영국 식물학자)는 이 식물을 'Arbor sanguisant' , 후에는 'Borga cananga' 혹은 'odorata'라고 묘사했다.

Guibourt는 1866년에 Histoire naturelle des drogues simplis에서 이 향을 narcissus향과 비교했고, Cananga의 꽃과 Curcuma (turmeric)의 꽃으로 만든 포마드는 원주민들이 몸에 문질러서 열과 접촉성 전염을 막는 데 쓴다고 기록했다. 또한 'borri-borri(이 꽃과 코코넛 오일을 섞어서 만듦)'를 바르고 바닷물에 들어가면 머리카락과 피부를 보호해 주며, 뱀과 벌레를 피할 수 있게 해준다고 했다.

19세기 말까지 프랑스와 Reunion에서 오일을 연구한 결과, 말라리아, 티푸스, 기타 열병에 좋은 효과를 보였다.

장염과 진정 효과를 위해 이 오일을 사용했었으며, 호흡기와 비뇨기의 감염, 심약한 사람의 성적 흥분제로 효과가 있다고 했다. 그러나 발기부전으로 고생하던 남자가 일랑일랑의 명성을 듣고 오일을 5mL 음용하고 심장 발작으로 얼마 후에 사망한 예도 있다.

일랑일랑 오일은 향수의 여왕으로 불리며, 재스민 향과 비슷한데도 값이 싸서 poor man's jasmine이란 별칭을 얻기도 했다. 아침에 채집한 신선한 꽃을 증기증류하여 얻는데 매우 묽고 무색이며, 히야신스와 나르시수스 향이 섞인 매우 특별한 향이 난다. 증기증류를 하면 오일을 급속으로 얻게 되며 이를 extra grade라고 한다. 제작자의 경험에 따른 시간에 따라 1, 2, 3등급으로 매김한다.

엑스트라급은 양이 5% 정도이며 훌륭하고 풍성한 꽃 향으로 취할 정도이며, 1등급(first)은 10%, 2등급(second)은 6%, 3등급(third)은 68%의 양이 나온다. 3등급은 16시간 정도 증류하여 나온 것으로 그 양이 많아서 일반적으로 사용되고 있다. 1950년에 ylang ylang complete란 것을 만들어 냈지만(true oil), 소비자들의 호응을 받지 못했다. 일랑일랑은 코코아 버터나 코코넛 오일과 섞어서 판매되기도 하며 자바산 cananga 오일은 치료효과가 거의 없다.

피부 선탠에도 사용된다(그러나 과량을 사용하거나 강한 자외선은 피하는 것이 좋다). 신경쇠약 또는 저혈압으로 가슴이 뛰는 경우에 자극 및 안정을 위한 조절자로 이용할 수 있다. 향수에서는 미들 노트이며, Floral과 Heavy oriental 계열 등의 고급 향수에 이용된다. 모발의 헤어토닉에 주로 사용되어 독특한 향과 윤기를 부여함으로써 피부에는 건성 및 지성 모두에 사용되며, 피부 밸런스의 유지에도 효과가 있다.

표 3-24 일랑일랑의 특징

이름	일랑일랑 Ylang ylang
학명	*Cananga odorata*, Anonaceae
원산지	필리핀, 코모로섬, 마다가스카르
사용부위	꽃
추출법	증기증류
생산량(%)	2.0-2.5%
색깔	무색, 연노랑
향취	Warm, exotic, sweet, heavy, sensual, sweet, narcotic, floral
Blending Factor:	
Notes:	Top-strong, Mid-strong, Base-mild
주의점	독성(−), 자극(−)
화학성분	리날롤과 제라니올(50%), 크레졸, 유제놀, 피넨, 벤조산, 세스키터펜(30%, 파네센, 카디넨, 카리오필렌, 데마크렌, 휴물렌), 에스테르(제라닐, 리날릴, 벤질, 메틸벤조에이트, 메틸 살리실산)
일반작용	항울, 항균, aphrodisiac, 안정
소화계	
순환계	빈맥, 두근거림, regulate circulation
근골계	
내분비계	호르몬 조절자(geranium and lavender와 사용 시)
신경계	스트레스, 신경성
생식계	발기불능, 조루에 sexuality and/or sensuality로 작용.
호흡계	
피부	염증, 여드름, 건성 피부, 열상(chapped skin)
비뇨계	
심리효과	두려움, 화남, 놀람을 진정시킴, 수면유도, 확신, 안심, 행복감, 꼬인 감정 해소

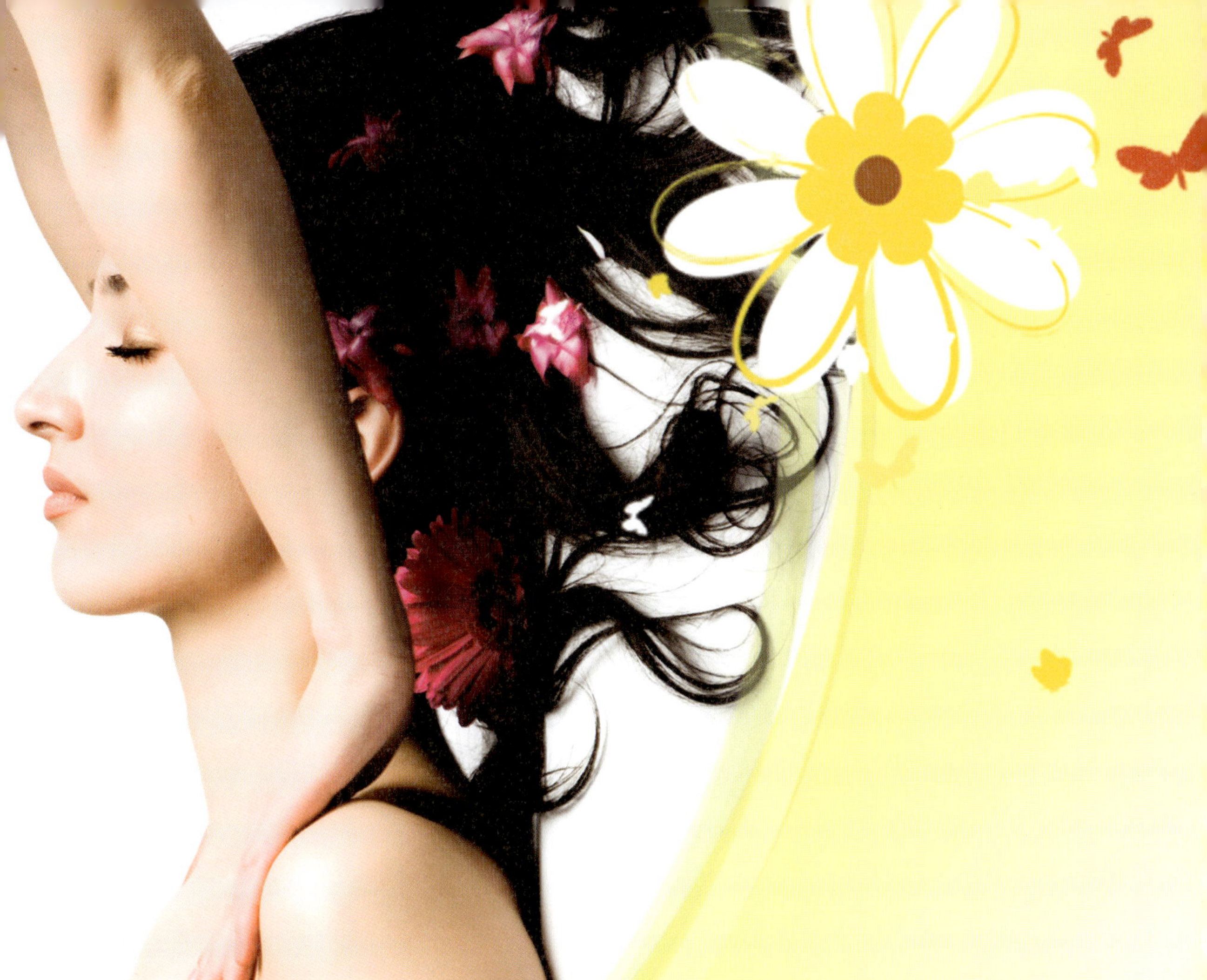

Part 04

증상에 따른 아로마테라피

Chapter 1

감기와 아로마테라피

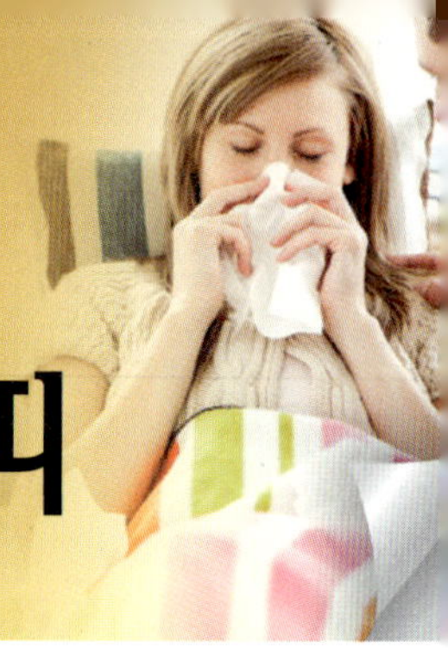

감기는 바이러스에 의해 코와 목 부분을 포함한 상부 호흡기계에 나타나는 감염 증상으로, 사람에게 나타나는 가장 흔한 급성 질환 중 하나이다. 재채기, 코막힘, 콧물, 인후통, 기침, 미열, 두통 및 근육통과 같은 증상이 나타나지만 대개는 특별한 치료 없이도 저절로 치유된다.

상기도염은 가장 많이 볼 수 있는 질병으로 치료법은 다양하나 특히 소아나 노인에서 여러 가지 합병증을 일으킬 수 있다. 최근에는 환경 악화와 스트레스의 영향으로, 중 · 장년층을 비롯한 모든 연령에서 비염과 중이염, 심한 경우에는 폐렴 같은 합병증 발생이 흔하다.

1 감기의 증상

감기를 일으키는 바이러스의 종류는 200여 개 이상이다. 그 중 30~50%가 리노바이러스(rhinovirus)이고 10~15%가 코로나바이러스(coronavirus)이다. 성인은 일 년에 2~4회, 소아는 6~10회 정도 감기에 걸린다. 감기 바이러스는 사람의 코나 목을 통해 들어와서 감염을 일으킨다. 감기 환자의 코나 목의 분비물이 공기를 통해 혹은 손이나 수건 등에 의해 우리의 코와 목에 닿으면 감염이 시작된다.

바이러스 종류에 따라 나타나는 증상은 각각 다르다. 리노바이러스는 주로 코의 증상을 유발하며 엔테로바이러스(enterovirus)는 감기증상과 함께 설사 · 소화불량 · 복통의 장 증상을 유발한다.

독감은 인플루엔자(influenza)라고 하며 인플루엔자는 바이러스 종류 중의 하나이다. 감기와 일부 증상이 비슷할 수 있지만 원인 바이러스가 다르며, 증상이나 합병증이 많고 사망률도 높으므로, 치료법도 다르다. 그러나 면역체계가 정상적으로 가동되면 역시 일반 감기와 대동소이하다.

법정 감염병으로 분류된 여러 바이러스성 질병도 마찬가지로 초기에는 감기증상을 유발한다. 이들의 전염성은 일반 감기보다 더 높으며 합병증은 심각하고 사망률도 높다.

감기와 비슷한 증상을 유발하는 것은 바이러스만이 아니다. 화농성 포도상 구균이나 용혈성 연쇄상구균 및 대장균 등 여러 박테리아에 의한 감기는 증상들이 매우 심한 경우가 많다.

우리의 면역체계는 감기 바이러스에 일단 접촉되면 약 15일 동안의 준비과정을 거쳐 바이러스에 대한 면역을 완성시키며, 같은 바이러스가 재침입하면 즉각적인 반응을 하여 그 바이러스를 조기 진압한다. 이런 이유로 예방주사를 맞게 된다. 첫 감염인 경우 병의 진행과정을 전부 겪게 되지만, 재감염인 경우에는 경과가 빠르고 증상도 미약하거나 진행과정을 모두 겪지 않는다. 문제는 재감염 시의 면역상태이다. 만성 피로 및 스트레스로 적절한 대응을 하지 못하면 증상은 심해지고 증세는 악화된다.

감기는 잘 관찰해 보면 어느 바이러스 감염에 의한 증상인지를 일반인들도 판단할 수 있다. 감기의 경우 확진 검사는 시간과 비용에 비해 장점이 크게 없기 때문에 대부분 하지 않는다. 그러나 감기는 특별한 치료가 필요한 다른 질병과 증상이 비슷할 수 있기 때문에 이를 구분해 내는 것이 매우 중요하다. 감기의 경우에는 자가 치료로도 충분히 나을 수 있지만 감기가 아닌 다른 심각한 질환일 경우에는 반드시 병원에서 치료를 받아야 하므로, 확실히 감별하기 어렵다면 병원을 방문해야 한다.

다음의 증상이 나타날 경우에는 일반적인 감기가 아닐 가능성이 더 많다.

① 10일 이상 지나도 증상이 호전되지 않거나 오히려 악화되는 경우
② 39℃ 이상의 발열
③ 식은땀과 오한이 동반되는 경우
④ 심한 피로감

⑤ 배가 아프거나 토하는 경우
⑥ 누렇거나 푸른 콧물
⑦ 끈끈하거나 점성이 짙은 콧물 및 코가래
⑧ 심한 기침 및 가슴 답답함
⑨ 지속적인 기침
⑩ 가슴에서 나는 쌕쌕거리는 소리
⑪ 경도 및 중등도의 호흡곤란
⑫ 안면이나 눈 아래 통증
⑬ 귀의 통증
⑭ 심한 두통
⑮ 지속적으로 우는 아이

감기는 특이한 치료법이 없다. 항생제는 바이러스에는 듣지 않는다. 박테리아 같은 세균에 의한 감염일 경우를 제외하면 일률적으로 사용하는 것은 추천되지 않는다. 세균에 의한 2차 감염을 방지할 목적이나 중이염 · 폐렴 · 부비동염 등 세균성으로 증명된 경우에만 항생제를 사용하도록 한다.

아스피린은 염증 발생을 제거하고 진통에 효과적이나 소화성 궤양 · 출혈 증가 등의 부작용이 있고, 아세트아미노펜은 두통 등의 진통에 효과가 있으나 어린이 천식을 유발할 수 있고 간 독성이 크다. 또한, 진해제 · 거담제 · 항히스타민제가 감기에 효과가 있다는 증거는 없으며, 소아에게는 오히려 해가 될 수도 있다.

대부분의 상기도염은 어느 정도의 기간이 지나면 저절로 소멸한다. 그러나 환경 악화와 면역력 저하로 의사의 도움을 받게 되는 경우가 흔하다. 병원을 좋아하지 않는 사람들은 여러 가지 민간요법을 쓰는데, 불행히도 증상을 더욱 악화시키는 경우도 흔히 볼 수 있다.

다음은 병원을 이용하기 전의 처치 및 증상 경감 방법이다.

① 휴식은 도움이 될 수 있다. 그러나 일상생활 정도의 적당한 활동을 하면 일반적으로 좀더 편안함을 느낄 수 있다.

② 욕실 안에서 뜨거운 샤워를 하거나, 또한 가습기를 사용하여 습도를 높인다. 사우나로 땀을 완전히 빼는 것은 일시적으로 증상이 호전되는 듯 보이나 결국 체력 저하로 더 큰 고통과 합병증을 안겨줄 수 있다.

③ 따뜻한 물이나 음료는 아픈 목구멍을 진정시킨다.

④ 소금물로 목구멍을 가시는 것은 목 청소와 함께 연하곤란을 해소한다.

⑤ 단단한 캔디를 빨면 기침이 줄어든다.

⑥ 등장성 소금물 용액으로 코청소를 한다.

⑦ 병균과 곰팡이의 성장을 억제하기 위해 깨끗하게 청소한다.

⑧ 약 복용은 증상의 일시적인 경감은 할 수 있지만, 고혈압 · 당뇨병 · 갑상선 환자 등에서는 잠재적인 부작용이 있을 수 있으므로 주의해야 한다.

⑨ 호전되지 않거나 좀더 심각한 증상이 나타나면, 약물치료를 한다.

⑩ 때때로 감기 증상들은 더 심각한 병의 조짐일 수 있다.

3~5일 후에 징후들이 여전히 개선되지 않거나 7일 후에도 성가신 증상 · 악화된 증상이 남아 있거나, 징후들이 14일 후에도 완전히 해결되지 않을 경우, 증상이 빠르게 악화되거나 침 삼키기가 어려울 경우, 또한 숨쉬기가 어렵거나 숨을 쉴 때 통증을 느끼거나 쌕쌕거림(wheezing)이 나타난다면 응급상황이므로 신속히 의사의 도움을 받아야 한다.

감기는 만병의 근원이라고 할 정도로 부작용이 많다. 1세 정도의 어린 아이의 80~90%에서 급성 중이염이 동반되나 대부분은 저절로 해소된다. 그러나 폐렴 등이 동반될 수도 있고, 부비동염(축농증)이나 중이염이 발생할 수 있다. 소아, 노인, 면역억제제를 투여 받는 환자에서 폐렴은 더 잘 발생하며 치명적일 수 있다. 노인의 경우는 감기에 걸리면 이미 앓고 있는 심부전이나 다른 만성 질환이 악화될 수 있다. 감기에 걸리면 40% 정도의 천식환자에게서 천식이 악화될 수 있다.

2 아로마의 작용 (향유의 약리적 작용을 위주로 한 아로마테라피)

감기에 아로마테라피를 적용하는 것은 감기가 주로 상부 호흡기의 감염이고 아로마의 흡입도 호흡기를 통하므로 그 적용성이 가장 뛰어나며 적절한 수분을 가미한 증기흡입이 많이 쓰인다. 아로마의 작용은 다양하며 다양한 효과를 적절히 발휘하도록 해야 한다.

① 살균작용 (antiseptic effect)- 바이러스나 박테리아균을 파괴하거나 발육 및 증식을 억제한다.

② 소염작용 (antiinflammatory effect)- 염증의 발생을 줄여서 통증이나 몸의 불편함을 해소한다. 단독으로 사용하면 병균의 증식을 막지 못하므로 오히려 위험할 수 있다.

③ 진통작용 (analgesic effect)- 통증을 줄여 준다.

④ 거담작용 (antitussive effect)- 염증성 가래를 잘 배출시키도록 한다.

⑤ 진경작용 (spasmolytic effect)- 기침이나 국소 울혈을 줄인다.

⑥ 수렴작용 (tonifying effect)- 국소 부종을 줄인다. 통증완화 및 림프 순환을 돕는다.

⑦ 진해작용 (mucolytic effect)- 가래가 묽게 되도록 하여 배출을 돕는다.

⑧ 해열작용 (rubefacient effect)- 열이 높을 때에 사용한다. 열은 염증에 의해 발생하지만 그 자체로 병균의 증식을 막는 역할도 한다.

아로마로 블렌딩을 할 경우에는 몸 상태를 잘 살펴야 한다. 감기의 진행 상황에 맞춰서 사용해야 하며, 여러 작용 중 한 가지의 작용을 이용하여 병의 진행을 막게 할 수도 있고 불편함을 해소할 수도 있지만 오히려 병을 더 심화시킬 수도 있다. 살균 작용은 감기 초기에 사용하며 너무 오래 사용할 필요는 없다. 진통작용은 단독으로 사용하기에는 부족함이 없지 않다. 해열 작용만 강조하면 오히려 위험할 수도 있다.

그러므로 블렌딩의 목적은 병의 진행과정에 맞추어 적절히 불편감을 해소할 수 있도록 하는 것이다. 어떤 증상은 오히려 교정하지 않는 것도 고려해야 한다.

3 증상별 아로마

① 살균작용 – 바질, 카모마일 저먼, 유칼립투스, 레몬, 오렌지, 파인, 티트리, 타임 등

② 소염작용 – 카모마일 저먼, 유칼립투스, 유향, 라벤더, 샌달우드

③ 진통작용 – 레몬그라스, 로즈마리

④ 거담작용 – 유칼립투스, 유향, 페퍼민트, 로즈마리, 스파이크 라벤더

⑤ 진경작용– 블랙페퍼, 사이프레스, 카모마일 로만, 라벤더, 샌달우드

⑥ 수렴작용– 레몬, 오렌지

⑦ 진해작용– 블랙페퍼, 유칼립투스,

⑧ 해열작용– 유칼립투스, 레몬그라스, 페퍼민트

그 밖에 페퍼민트는 일시적으로 코를 냉각시켜 코가 뚫리는 듯한 기분을 줄 수 있으나 실제로 코가 뚫리는 것은 아니며 여러 번 사용하면 잔향이 역한 느낌을 줄 뿐만 아니라 비인강에도 마른 점액을 남기게 됨으로써 오히려 좋지 않을 수 있다.

Chapter 2

두통과 아로마테라피

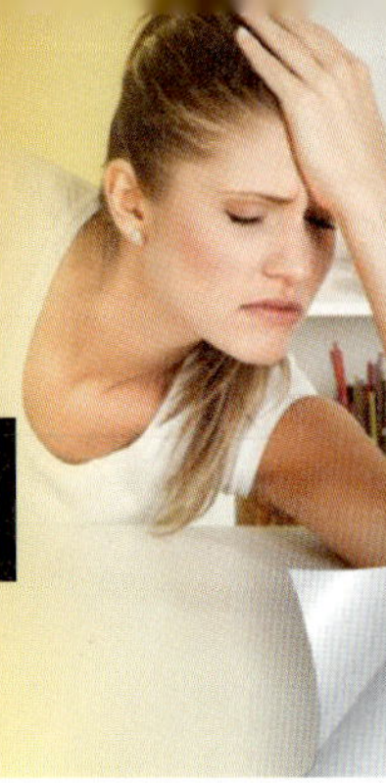

두통은 가장 많은 사람이 겪는 신체 이상이다. 거의 모든 사람이 일시적이나마 겪으며 치료를 하지 않거나 간단한 두통약으로 해결하고 있다. 그러나 장기적으로 극심한 통증을 겪는 사람도 흔하다. 이 중에는 두통만으로도 병원을 찾아야 하는 사람도 있으며, 보다 심각한 병의 한 증상으로 나타날 때도 있다.

두통은 오심, 구토, 근육통, 환시 등 다른 여러 증상들을 동반할 수 있다. 혈관성 질환, 뇌의 기능 이상 혹은 구조적 병변에 따른 것일 수도 있다.

일시적인 두통은 일과성일 수 있지만 병적인 두통은 일정한 패턴과 유발인자가 있는 경우가 많다. 두통의 발생 위치, 경과, 유발인자의 유무에 따라서 150가지 정도의 진단명을 붙일 수 있으나 일반적으로 긴장성 두통, 편두통, 군발성 두통 등의 세 가지가 거의 대부분을 차지한다.

1 긴장성 두통 (tension headache)

일시적인 긴장성 두통은 정상적으로 일상생활에 늘 나타날 수 있는 두통으로 두통의 약 80%를 차지한다. 진행되는 양상이 없이 나타났다 사라졌다를 반복한다. 증상은 대개 낮에 시작되는데 전뇌나 측뇌 부위에 경도에서 중등도의 통증이 압박하듯이 머리둘레를 죄면서 목까지 뻗친다. 대개 일상활동으로 두통이 심해지지는 않으며 구토/구역증세도 없다. 긴장성 두통은 스트레스와 연관하여 또는 기능적 · 구조적인 두개부(머리뼈)–경추의 이상으로 발생하는 것으로 보이나 다른 원인도 많다.

이 증상은 대개 30분에서 며칠 동안 지속된다. 한 달에 15일 이내로 나타나면 일과성으로 분류하지만 보통은 만성적인 두통으로 나타나며, 한 달에 15일 이상, 또는 매일 몇 시간씩 나타나며 두정에서 나타나거나 한쪽 머리에 치우친다. 성인의 2~3%가 경험하며 오랫동안 제대로 일을 못하게 된다. 잠자리에서 일어나면서 두통이 발생하거나 불면증을 일으킬 수 있으며, 만성 피로, 신경질, 집중력 저하, 가벼운 광과민성 및 소음 과민성, 몸살 등이 동반될 수 있다.

2 편두통 (migraine)

편두통은 '한쪽 머리의 혈관 맥동성 두통(unilateral throbbing headache)'을 말한다. 편두통은 사람의 20~30%에서 발생하며 이들 중 60~70%에서 가족력이 있다. 여자에게서 3배 정도 흔하며, 50세 이후에는 빈도나 강도가 줄어든다. 편두통은 두 가지 유형이 있다. '고전적 편두통(classical migraine)' 은 전조(aura)가 있는 편두통으로 시각적 · 감각성 및 운동성의 어떤 전조증세가 있은 후 한쪽 머리가 심하게 쑤시는 두통이 뒤따른다. 반면에 '일반 편두통(common migraine)'에서는 전조증세 없이 한쪽 머리 부위에 쑤시는 듯의 두통이 고전적 편두통에서와 비슷하게 느껴지게 되는데, 고전적 편두통에 비해 덜 국소적일 수도 있으며 때로는 긴장성 두통에서와 비슷하게 나타나기도 한다.

편두통은 대개 몇 시간에서 2~3일 동안 지속되며 대부분 일주일에 2회 이상 발생되는 경우는 드물다. 발작은 일주일에 한 번에서 일 년에 한 번 정도로 다양하다. 일상생활을 하거나 신체활동이 증가할 때 조금 더 심해진다. 식욕부진 · 복통 · 구역/구토를 하기도 하며, 빛 · 소리 · 냄새에 민감해지기도 한다. 뜨겁거나 차가움을 느낄 수도 있다. 어린이(10세 이상)는 얼굴이 창백해지며, 어지럽고, 체한 듯하며, 시야가 줄고, 열도 난다. 위장관 증상이 나타나는 경우를 복부 편두통(abdominal migraine)이라고 하며 긴장성 두통과 복합되어 나타나는 경우를 복합형 두통(mixed headache)이라고 한다.

1/3의 환자에서 두통이 시작되기 전에 전조현상을 경험하는데, 시야 절반에서 이상이 보이거나 번쩍이는 점이 점차 퍼지는 것을 보는 현상이다. 또는 한쪽 손 · 팔 · 얼굴이 10~60분 동안 감각의 이상을 보일 때도 있다. 이러한 전조현상이 나타나고 한 시간 이내에 편두통이 시작된다.

편두통은 과거에는 혈관의 이상으로 인한 것이라 생각하였으나 최근에는 유전적인 영향이 크다고 본다. 중뇌의 신경이 과민해져서 안면-두개부의 혈관이 수축하여 프로스타글란딘, 세로토닌, 기타 염증 및 통증 유발 물질이 분비되고 혈관의 확장 및 혈장의 누출로 통증이 유발된다. 또한 편두통은 생리 시작 전에 가장 흔하며, 피임약 복용 시에도 나타나는데, 에스트로겐이 편두통 유발에 관여하는 것으로 생각된다. 편두통은 임신 기간 중 소멸하거나 악화된다.

유발요인으로는 스트레스, 수면 장애, 신체적 피로, 심한 운동, 수면 부족, 두부 외상, 흡연 등이 있다. 식이와 관련하여 공복 시의 낮은 혈당, 알코올(특히 적포도주), 초콜릿, 치즈 등이 요인이 될 수 있다.

치료는 충분한 수면과 규칙적인 생활, 편두통을 유발하는 식품(초콜릿, 치즈, 감귤류, 야채, 차, 커피, 밀, 생선류 등)의 섭취를 피하고, 흡연이나 알레르기 유발원을 멀리하며 각성제나 진정제 등의 약물 복용을 피한다.

두통 발생 시에는 어둡고 조용한 방에 누워서 잠을 자는 것이 좋으며 머리에 얼음주머니를 하는 것이 도움이 될 때도 있다. 통증 완화를 위해 진통제를 복용하는 방법과 뇌혈관을 통한 혈류의 변화를 주는 약물을 복용하는 방법 등이 있으며, 최근에는 보톡스 주입도 하고 있다. 만약 한 달에 2회 이상의 편두통이 생기거나 일반적인 치료로 두통이 조절되지 않는 경우에는, 편두통의 유발을 예방하기 위해서 약물 복용을 시도할 수 있다.

3 군발성 두통(cluster headache)

대개 20~40대 사이의 흡연하는 남자에서 나타나며 일종의 삼차신경의 자율신경계 이상으로 나타난다. 일 년에 2~12주 정도의 기간 동안, 격년의 주기로 나타나는데, 눈 주위로 지속적인 맥동성 · 관통성 · 타는 듯이 격심한 통증이 하루 1~8회 정도(3회가 많다)로 주로 야간에 나타난다.

잠자리에서 가만히 누워있지 못하고 왔다갔다 하게 되며 통증이 있는 부위를 때려서라도 통증을 줄이려고 할 정도이며, 30~60분 정도 지속하다가 자연히 호전된다. 눈은 충혈되고 콧물이 나고 코가 막히며 눈꺼풀이 내려앉는다. 만성이 되면 발작 중간에 통증이 호전되지 않고 경도의 통증이 지속된다.

4 약물 유발형 두통(drug induced headache)

인구의 약 5%가 거의 매일 두통을 호소하는데 그 중 절반 정도가 만성적인 약물의 사용으로 인한 두통이다. 모든 두통약과 진통소염제는 만성적으로 복용 시 두통을 유발하는데, 특히 두통을 예방하기 위해서나 두통이 생길까봐 미리 두통약을 복용할 경우는 약물 유발성 두통으로 이행하기 쉽다. 다른 류마티스 질환이나 요통 치료를 위해 진통소염제를 복용할 때보다 두통 예방을 목적으로 약물 복용 시 주로 생긴다.

이들은 주로 병원이 아닌 약국이나 의료 외적인 경로를 통해서 하루 5회 이상 약을 먹거나 6가지 이상의 약물을 같이 복용하는 경우가 많으며 두통이 낫지 않고 오히려 조금씩 심해지면 더 센 약을 더 많이 복용한다. 개인의 두통 일지를 볼 수 있으면, 진단에 도움이 되며 가장 확실한 치료는 약을 끊었을 때 두통이 호전되는 것이다.

5 그 밖의 두통

(1) 부비동 두통(Sinus headache)

볼, 이마, 코 중간 부위에 일정한 통증이 있다. 머리를 움직이거나 힘을 쓰면 누런 콧물이 생기기도 하며, 열 · 귀 먹먹함 · 안면의 홍염과 부종 등이 있다.

(2) 급성 두통(Acute headache)

어린이들에게 갑자기 나타나며 곧 사라진다. 응급실에서 가장 흔히 보는 두통으로, 호흡기 감염이나 부비동염이 원인이다.

(3) 호르몬성 두통(Hormone headache)

호르몬의 변화로 생긴다. 생리전, 임신 시, 피임약, 폐경 시 등에 발생한다.

(4) 만성 진행성 두통(Chronic progressive headache)

병, 뇌의 병변, 두개골의 병변 시에 나타난다. 시간이 지나면서 점점 심해진다.

(5) 뇌종양

절반의 환자가 두통을 호소한다. 재발성이 있는 심한 두통이 주로 등쪽에 있거나 머리 앞쪽으로 있다. 점차적으로 진행하며 구토 증상을 동반한다.

(6) 고혈압

주로 아침에 심하다가 조금씩 좋아진다. 머리가 전체적으로 아프다.

(7) 측부동맥염

60세 이상의 나이든 사람이 갑자기 시력이 나빠지면서 앞쪽 눈에서부터 이마 옆으로 콕콕 찌르는 것 같은 통증을 호소한다. 주로 밤에 심해지며 그 부위에 심한 압통이 있다.

check point 두통을 유발시키는 조건

① **스트레스** : 인간관계, 특히 직장 내 상사에 대한 스트레스

② **날씨** : 비오는날, 5℃ 이상의 일교차가 큰 날.

③ **강한 향** : 페인트, 먼지, 향수, 꽃.

④ **머리 압박** : 머리핀, 헤어밴드, 머리 땋기, 꽉 죄는 모자 등이 두피를 잡아당김.

⑤ **운동** : 긴장성 운동(섹스를 포함)은 두경부 및 두피에 긴장을 유발함.

⑥ **불량한 자세** : 두경부 근육에 압박을 가함. 일할 때 책상 앞에서 몸을 구부림, 구부정한 어깨, 아래쪽 등받이가 없는 의자, 모니터를 너무 위나 아래에서 보기, 귀와 어깨 사이에 전화기를 끼우고 말하기. 자주 발생하는 두통의 원인은 사무실에 있음을 상기하라.

⑦ **치즈**(blue cheese, brie, cheddar, feta, mozzarella, parmesan, and Swiss) : 오래된 치즈일수록 티라민(Tyramine)을 더 많이 포함함

⑧ **적포도주** : 티라민이 포함되어 뇌혈관의 혈류량 증가시킴.

⑨ **가공육** : 육류 (소시지, 햄 등). 티라민, 질산염, 아질산염들이 포함됨. 편측 두통이 나타나며, 양쪽에서 나타난다.

⑩ **공복상태** : 혈당 수치가 낮아서. 사탕으로 해결하는 것은 곤란하다. 갑자기 높아진 혈당이 다시 급작스레 더 떨어질 수 있다.

⑪ **흡연** : 흡연자와 함께 간접흡연자도 니코틴이 뇌혈관을 좁히므로 cluster headache나 단체 편두통이 의심된다.

⑫ **카페인** : 카페인은 적당히 커피를 마시는 사람에겐 두통에 도움이 될 때도 있지만 많이 마시는 사람에게는 두통유발약물이다. 이런 사람이 갑자기 커피를 끊으면 금단증상으로 두통이 생긴다.

6 두통의 해법

두통일지를 기록하여 두통 유발요인을 확인한다. 두통일지에는 음식물, 스트레스 받은 일, 기후 변화, 운동 상황, 두통 발작 시간, 두통의 변화 양상 등이 포함된다. 음식과 스트레스는 가장 중요한 두통의 원인이다.

스트레스를 줄인다. 스트레스를 피할 수 없다면 스트레스에 대한 자신의 반응을 변경시킨다. 명상, 마사지, 침술, 바이오피드백(biofeedback)도 도움이 된다.

다리를 쭉 펴는 동작이나 적절한 운동은 두통 해결에 도움이 되며 산책은 긴장성 두통 제거를 위한 첫 번째 방법이다. 걸을 때 어깨 부위와 목의 근육이 이완될 정도로만 팔을 흔들어 준다.

식사를 거르지 않아서 혈장을 일정 범위로 유지한다. 현미, 통밀 빵, 땅콩버터, 닭 가슴살, 충분한 수분 공급이 필요하다. 특히 오메가3와 CoQ10 같은 기초 영양소를 보충하는 것도 필요하다.

유연성을 기르는 운동과 통증을 줄이는 행동을 병행한다. 긴장성 두통인 경우에는 자세를 교정하고 약물성 두통에는 명상이 도움이 된다. 명상은 스트레스, 알코올, 수면, 우울 등에 도움이 되어 두통의 발현을 억제시킬 수 있다. 눈의 피로나 자세교정에도 도움이 된다.

기타 유발요인을 피한다. 담배, 페인트, 알레르기 항원, 소음, 빛, 높은 베개, 너무 많은 활동량도 두통을 유발한다. 여고생들은 호르몬 변화로 두통이 악화되는 경우가 있으나 남고생들은 이 시기에는 두통이 거의 없어진다.

그럼에도 불구하고 두통의 원인이 불분명하거나 잘 치유되지 않을 경우, 새로운 두통이 나타날 경우, 보통 때보다 통증이 극심할 경우, 3~4일 이상 두통이 계속될 경우 등에는 의사와 상담하는 것이 필요하며 CT나 MRI를 비롯한 여러 검사를 받아야 한다. 또한 두통과 함께 마비증세나 혼미상태 및 목 뻣뻣함 등이 있으면 응급상황이다.

7 두통 원인별 아로마치료

마사지를 동반한 아로마테라피는 이완과 통증 감각에 변화를 주므로 통증의 성격을 변화시킬 수 있다. 통증에 대한 나쁜 감정을 완화하며, 감정의 악순환으로 인한 우울증에 빠지는 것을 막을 수 있다.

긴장성 두통의 경우에는 두경부의 후부와 어깨 및 견갑 부위에 부드러운 아로마 마사지를 한다. 이완, 혈압강하, 근육이완, 진통감소 작용의 오일을 사용한다. 진저, 라벤더, 페퍼민트 등이 안전하다. 블랙페퍼, 카모마일, 사이프레스 등도 시도해 볼 만하다.

편두통은 원인이 불분명하지만 뇌실질의 과민성으로 인한 혈관 수축이 원인으로 여겨지므로 두뇌의 안정화가 가장 중요한 것 같다. 페인트 및 향수의 강한 향은 편두통을 유발할 수 있는데, 이는 페인트의 시너나 향수의 알코올 같은 용매가 주 원인인 듯하다.

같은 이유로 강한 향유도 편두통을 유발할 수 있을 것이다. 그러나 부작용에 대한 보고서 중에는, 두통이 상대적으로 중요하거나 일시적이라는 이유로 그 목록에서 빠졌는지, 아니면 향유는 편두통을 유발하지 않는것인지, 이에 대한 기록은 없다. 아로마테라피에서는 편두통의 해결을 신경안정과 혈관 이완에서 찾으며, 신경전달물질 중에서 GABA(gamma amino butyric acid)와 세로토닌, 그리고 부교감신경 자극 등이 도움을 줄 수 있을 것이다.

① **수면유도 오일** : 바질, 재스민, 라벤더, 레몬그라스, 마조람, 트루 멜리사, 로즈 오토

② **진정 오일** : 카모마일, 라벤더, 만다린, 페퍼민트

③ **진통 오일** : 라벤더, 페퍼민트, 로즈마리, 유칼립투스, 마조람, 레몬그라스

④ **림프순환자극 오일** : 사이프레스, 그레이프루트, 레몬, 주니퍼, 펜넬, 제라늄

⑤ **혈액순환자극 오일** : 로즈마리, 블랙페퍼, 진저, 주니퍼

Chapter 3 비만과 아로마테라피

1 비만의 원인과 증상

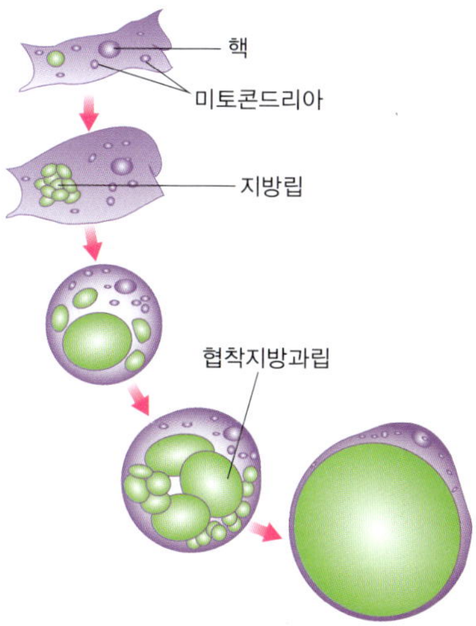

그림 4-1 지방세포의 지방 축적과정
(서울대병원)

비만은 체내에 지방조직이 과다한 상태를 말한다. 일률적으로 말하기는 어렵지만 지방조직이 근육량에 비해 과다한 상태를 말하며, 체지방지수(전체 체중에서 지방 무게가 차지하는 비율, %로 표시하며 남자 25%, 여자 30% 이상이면 비만), 표준체중백분율(본인의 키에서 100을 빼 0.9를 곱한 값으로 현재 체중이 표준체중보다 120%를 넘으면 비만), 신체비만지수 또는 체질량지수[BMI(Body mass index)는 체중(kg)을 신장(m)의 제곱으로 나눈 값으로 서양인은 30 이상, 아시아인은 25 이상을 비만으로 규정]를 18~70세까지의 성인에 적용한다.

BMI 수치가 22일 때 수명이 가장 길며, 이상이거나 이하일 경우에는 수명이 짧다고 한다. 그러나 이런 기준 외에 특정 질병 상태와 깊이 연관된, 허리와 장딴지(내장 비만 유발 가능), 목둘레(수면무호흡증 유발 가능)를 기준으로 평가하기도 한다. 또 2세 미만의 어린이에게는 카우프(kaup) 지수를 사용한 판정법을 사용한다.

국소비만은 미용적 측면이 강조된 말이다.

전체적으로는 비만하지 않으나 아랫배나 팔뚝 등 특정 부위만 두드러지게 비만한 경우를 말한다. 이런 부위에는 오래된 지방들이 셀룰라이트 형태로 축적되어 있다. 이 부위의 셀룰라이트는 좀처럼 다이어트나 운동으로도 없어지지 않는다.

오랜 기간에 걸쳐서 에너지 소비량에 비해 영양소를 과다 섭취할 경우는 에너지 불균형에 의해 혈장으로부터 지방세포로 유입된 지방산과 포도당이 에스테르화하여 주로 중성지방의 형태로 축적되어 비만이 된다. 지방 축적은 단순한 섭식과 활동 이외에도 폭식, 거식, 식탐 등의 식습관 문제 때문에 발생하며, 그 병적인 원인이 밝혀지는 경우도 적지 않다(Check point 참조).

check point 비만의 원인(질병)

- 신경계 질환 : 시상하부(섭식중추) 이상, 뇌하수체(성장호르몬) 이상
- 내분비 질환 : 갑상선저하증, 쿠싱증후군, 인슐린종, 성기능저하증, 가성부갑상선저하증
- 유전
- 약물 유발성 : 수면제, 항우울제, 스테로이드 호르몬제, 아드레날린 및 세로토닌 길항제
- 기타 : 임신, 피임제, 금연 등

check point 비만에 의한 몸의 이상

- 중추신경계 : 뇌졸중, 두개내압 증가, 악성 통증
- 심혈관계 : 고혈압, 관상동맥질환, 좌심실 비대, 폐동맥고혈압 등
- 근골계 : 골관절염, 척추만곡증, 요통, 허혈성 고관절괴사
- 소화기 : 담낭 질환, 지방간, 역류성 식도염 등
- 호흡기 : 폐쇄성 수면 무호흡증, 비만성 저산소증, 천식
- 생식기 : 조기성숙, 불임, 임신중독증, 미숙아, 생식기능 저하(남성)
- 대사성 질환 : 제2형 당뇨병, 고인슐린혈증, 고지혈증
- 피부 : 여드름, 농포, 셀룰라이트, 서혜부 진균증
- 정신 : 사회적 격리, 우울증
- 암 : 유방암, 자궁암, 전립선암, 담낭암, 폐암, 대장암 등
- 기타 : 수술 후 감염 및 혈전증 증가, 림프 부종, 정맥류 등

비만은 어릴 때부터 생길 수 있으며, 몸 전체의 지방세포 수와 함께 세포의 부피도 늘어난다. 성인이 된 후에는 지방세포의 부피만 늘어나며 그 수는 증가하지 않는다. 또한 어릴 때 몸을 단련하면 성인이 되어도 피하지방은 늘지 않는다.

비만이란 체지방이 많음에도 불구하고 어떤 질병을 가지지 않은 경우를 말하며, 병적인 상태가 아닌 비교적 건강한 상태를 말한다. 대부분의 임상검사에서는 고지혈증(high LDL), 정상 혹은 고콜레스테롤혈증, 가벼운 고혈압 외에는 별로 문제 될 것이 없다. 그러나 비만은 그 자체로 병적 상태로 전이되기 쉬우며 또한 질병의 초기 단계에 접어들었다고 보아야 한다.

비만을 방치하면 점점 더 비만의 굴레에 빠지게 되며, 심각한 결과를 초래한다. 비만은 자신이 치료에 대한 의지를 가져야 해결이 시작되는 문제이며, 효율적인 치료를 위해서는 전문가의 도움을 받는 것이 좋다. 비만을 반드시 극복하겠다는 의지를 유지하고 확고히 하기 위하여 집안사람들이나 믿을 수 있는 친지들과 상의하여 치료하는 것이 보다 좋은 방법이 될 것이다.

치료는 생활습관을 개선하여 식이량을 줄이고 운동량을 증가시키는 것과 행동요법을 병행하는 것이 바람직하다.

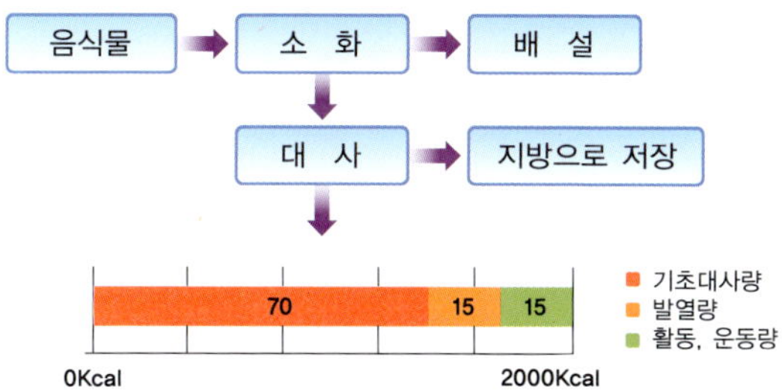

그림 4-2 에너지 대사과정

식이요법은 칼로리 섭취를 줄이는 것이 가장 중요한데(그래서 영양소는 없고 칼로리만 많은 술은 마시지 않는 것이 바람직하다), 평소에 섭취하던 열량보다 500~1,000kcal 정도를 덜 섭취하도록 권장하고 있다. 하루 총 섭취 칼로리에서 500kcal를 줄이면 체중이 1주일에 약 0.5kg 감소할 수 있다고 한다. 균형 잡힌 영양소를 섭취하는 것이 바람직하나 실천하기는 조금 어려운 면이 있다.

섭취하는 열량을 줄이기 위해 저칼로리 식사를 하는 것이 좋다. 배고픔을 없애기 위하여 섬유소를 다량 포함한 채소를 섭취하는 것이 바람직하며, 필수 아미노산, 필수지방산(오메가 3), 비타민, 미네랄, 항산화제, 수분 등을 꼼꼼히 챙기는 것이 식이요법 성공의 열쇠이다. 섭취를 제한해야 할 것은 단순 당, 설탕, 오메가 6, 포화지방산, 콜레스테롤 등이다.

식이요법에서 유행다이어트 방법은 초기에만 효과가 크고 영양 불균형이 되기 쉬우며 요요현상이 뒤따르는 것이 대부분이다. 요요현상이 일어나면 다시 다이어트를 해도 체중 감량이 쉽게 되지 않는다. 몸의 대사과정이 변화되었기 때문이며 이를 되돌리려면 더 많은 시간과 노력이 필요하게 된다.

check point 식생활 실천사항

1. 하루 세 끼 규칙적으로 식사한다.
2. 과식하지 않고 천천히 식사한다.
3. 기름진 음식 및 단 음식 섭취를 줄인다.
4. 인스턴트 식품섭취 및 외식횟수가 많아지지 않도록 한다.
5. 불필요한 간식이나 야식을 줄인다.
6. 신선한 채소나 해조류는 충분히 섭취한다.
7. 수분은 충분히 섭취한다.
8. 규칙적인 운동을 한다.

운동은 매우 중요하다. 운동을 통하여 근육량을 유지하고 기초대사량을 유지하여 칼로리의 소모를 늘이게 된다. 운동의 효과가 나타나기 위해서는 적어도 매일 30분 정도의 운동이 필요하다. 집 안팎에서 이동과 운동을 겸하는 것도 매우 효율적이다. '스트레스 살'이란 말을 만든 가사 노동도 당연히 운동에 포함되며 즐겁게 일하면 당연히 운동효과가 날 것이다.

약물을 통해 비만을 치료하기도 한다. 비만 치료에 사용되는 약물의 종류는 크게 식욕억제제와 지방의 흡수를 저해하는 약으로 나눌 수 있고, 효과는 의심스러우나 열량 소모를 늘이는 약과 기타 보조제들이 있다.

또한 지방흡입술과 위절제술 같은 수술법도 비만 치료방법 중의 하나이다.

2 비만과 스트레스

흔히 스트레스는 비만을 유발하는 것으로 알려져 있다. 스트레스에 대한 일반적인 정의는 몸의 항상성을 깨뜨리는 내부 혹은 외부의 어떤 변화를 말하는 것이다. 스트레스를 받으면 교감신경이 활성화되며 혈장 카테콜아민이 증가하는데, 카테콜아민은 몸의 내부 환경을 안정적으로 유지하기 위하여 에너지 소비성향을 나타낸다.

스트레스를 받으면 근육에 에너지를 모은다. 스트레스 시에는, 불필요한 장운동이 줄어들고 에너지 흡수도 줄어든다. 온 몸의 지방은 분해되어 쉽게 에너지로 사용될 수 있는 형태로 바뀐다. 온 몸의 혈류량이 늘면서 두뇌의 집중력은 높아진다. 수많은 호르몬과 신경전달물질들이 홍수를 이루어 싸움과 도피(fight–flight) 반응이 일어난다.

스트레스를 받고 에너지 소비를 하지 않으면 혈류에 녹아나온 에너지는 지방의 형태로 몸에 다시 저장된다. 이때는 원래의 지방조직에 저장되는 것이 아니라 몸의 중심부에 저장된다(central obesity). 즉 얼굴, 상부 목 뒷부분, 등뼈의 상부, 내장 부위에 저장된다. 또한 과다한 당으로 인한 스테로이드 당뇨병이 생기며, 췌장 인슐린 생산 세포의 탈진이나 동맥경화 등의 부작용이 생긴다.

스트레스는 건강한 생활습관을 방해하므로 비만에는 악영향을 줄 수 있다. 그러나 스트레스의 생리 그 자체는 비만 해결에 나쁜 것만은 아니다. 스트레스를 받았을 때 스트레스를 좋은 쪽으로 유도하면 된다. 스트레스는 혈류에 나오는 혈당을 적절히 소비시켜 근본적으로 체지방을 태울 수 있는 기회를 제공한다.

인지행동요법의 힘을 빌려서 스트레스를 쉽게 받아들일 수 있는 형태로 변화시키며, 긍정적으로 이를 변화시키고 대처방법을 모색해야 한다. 스트레스에 대한 생각과 감정을 조절하며, 스트레스를 받았을 때의 행동과 생리적 반응에 대한 대처 방안을 마련한다. 그리고 이때가 아로마테라피를 적용할 때이다.

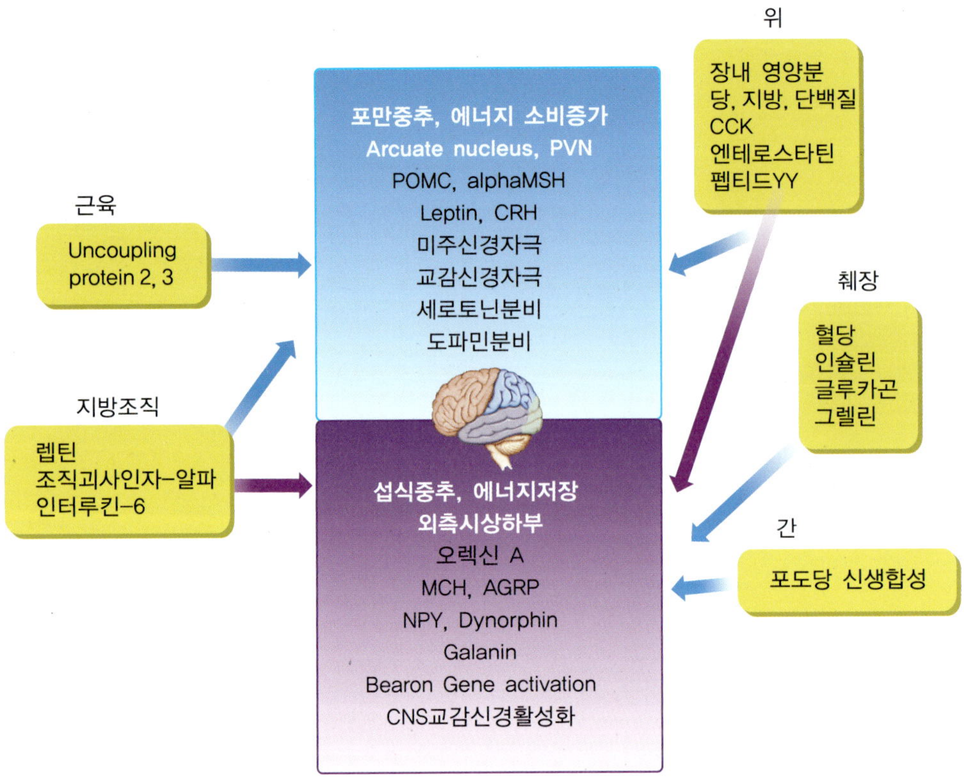

그림 4-3 비만과 뇌 신경학

비만의 직접적인 원인은 과도한 섭식이다. 뇌에서는 섭식과 포만 중추를 활용하여 적절한 에너지 대사를 유지하고 있다. 그림 4-3에서 푸른 화살표는 자극시킴을 의미하고 붉은 화살표는 억제시킴을 의미한다. 이 그림에서 보면 포만과 섭식중추는 각각 뇌의 시상하부에 위치해 있다.

포만중추는 궁상핵(arcuate nucleus ; 도파민 및 여러 펩티드 분비)과 실방핵(paraventricular nucleus; CRF, MSH를 방출하여 식욕 저하, 대사율 증가, 열 발생 증가 등에 관련)과 관련되어 있으며 에너지를 소비하는 쪽으로 작용한다. 섭식중추는 외측 시상하부에 있으며 에너지를 저장하는 쪽으로 작용한다.

포만중추는 포식, 콜레시스토키닌, 엔테로스타틴, 펩티드 Y 및 근육 단백질을 분리하고 렙틴, 조직괴사인자, 인터루킨 등의 정보를 받아 CRH(부신피질 유리 호르몬)를 분비하여 ACTH(부신피질 자극 호르몬)와 MSH(멜라닌 자극 호르몬)

를 포함한 POMC(프로오피오멜라노코르틴)를 방출하여 MSH와 부신 코티솔을 분비하며, 교감신경 및 미주신경을 자극하여 과다한 칼로리를 소비시킨다. 또한 뇌에서는 세로토닌과 도파민 수용체를 자극하여 칼로리를 소비하거나 섭식을 중단시키는 쪽으로 작동한다.

절식에 의해 혈당이 저하하거나 포도당 신생합성이 일어나는 경우에는 섭식중추가 자극을 받아 오렉신A, MCH(멜라닌 농축호르몬), AGRP(agouti related protein) 및 NPY(신경 펩티드-Y, 이들 둘 다 GABA에 의해 매개되는 AgRP neuron에서 분비됨), galanin(인슐린이나 성장호르몬을 분비시켜 포도당 흡수를 도움), Bearon gene(Bearon이 발견한 노화와 관련된 유전자) 활성화, 중추신경계의 교감신경 활성화를 통해 칼로리를 저장하거나 섭식을 시키는 쪽으로 작동한다. 후각자극은 직접적으로 변연계에 충격(impulse)을 보내며, 각종 신경전달물질들을 분비하게 하여 뇌의 기능을 변화시킨다.

궁상핵은 시상 및 후각을 포함한 감각피질에서 입력을 받아 뇌의 각 부분으로 출력을 전달하는 중심 출력핵 중의 하나이다. 그리고 중심 출력기들은 회백질의 방어 행동, 외측시상하부의 각성 및 자율신경 지배, 실방핵의 경계심 · 염증 제거, 청반핵의 노르에피네프린 분비, 봉선핵의 세로토닌 분비, 복측피개핵의 도파민 분비, 기타 내인성 오피오이드 분비 등을 자극한다.

궁상핵에는 도파민과 GABA 및 뇌전달물질을 포함한 각종 펩티드를 매개체로 하는 신경세포들이 존재한다. 변연계(limbic system)에 포함되는 이 핵은 뇌하수체 바로 윗부분의 시상하부에 위치하며, 렙틴 수용체를 갖고 있고 렙틴의 작용을 받아 POMC를 분비하며 POMC는 실방핵에서 섭식을 억제하고 대사율을 높이는 MSH를 분비하게 한다. 또한 POMC에는 코티솔을 분비하게 하는 CTH가 포함되어 있다.

세로토닌은 감정, 성욕, 공격성, 우울증, 학습, 사회성, 수면주기와 연관된 뇌전달물질로서 체온조절과 식욕에도 관여한다. 콜레시스토키닌(CCK)은 불안과 식욕저하에 관계되어 있다. 세로토닌과 콜레시스토키닌은 후구(olfactory bulb)에서 발견되며, 이들은 후구에서는 분명한 시냅스가 없지만 도파민과 함께 상당한 효과를 보이는 것으로 알려져 있다.

비만에서는 지방조직에서 분비되는 렙틴이 가장 중요한 요소로 평가되며 렙틴의 궁상핵 자극이 충분치 못할 때 비만이 발생된다고 한다. 또한 사람의 섭식과 포만은 교감신경의 활성화와 관계가 있다.

3 비만의 아로마치료

아로마테라피는 비만에 어떤 효과가 있을까? 한 연구에서 아로마테라피는 흔히 사용되는 펜넬과 그레이프프루트를 사용해서 체중 감소에 확실한 효과가 있다는 결론을 얻었다. 다만 하루에 250번 가량의 흡입을 한다는 조건이 있다.

체중 감소는 비만 치료의 최종 목표이나 체중 감소를 하는 일은 쉽지 않다. 식이요법과 운동요법을 병행하여야 하며, 실생활의 변화가 따라야 한다. 비만 치료는 처음부터 의욕적으로 너무 높은 목표를 설정하면 달성하기 어렵다. 처음에는 체중의 10% 감소를 목표로 하고 달성 후에는 다시에 10% 추가를 목표로 한다. 병적 비만의 상태가 줄어들수록 마음과 몸의 건강이 증진될 것이다. 첫 목표만 달성하면 그 다음 목표 달성은 수월하다고 한다. 비만 시 체중감소의 효과는 대단하다. 단지 몸무게의 10%만 줄여도 여러 이상의 진행가능성이 무척 줄어든다.

향유 성분들은 우리 몸에 없는 물질이므로 우리 몸에는 하나의 스트레스가 된다. 우리 뇌에 긍정적인 영향을 주는 어떤 아로마들은 두뇌의 조화와 몸의 스트레스를 이끌어 내며 에너지 발산에 도움이 될 것이다. 사실 뇌의 에너지 소비량은 몸 전체에 비해 상당한 부분을 차지한다. 두뇌를 자극하여 활동량을 조금만 늘려도 소비량은 상당할 것이다.

향유의 냄새에서 유래한 것이든 뇌 자체에서 유래한 것이든 간에 두뇌의 활동 패턴을 바꾸면 뇌가 점차로 더욱 활성화되어 에너지 소비가 늘며, 집중력, 기억력 그리고 이해력도 좋아지고, 운동 및 감각의 조화로움을 느끼게 되어 몸 전체에 산뜻한 기분을 지니게 되며 우울과 집착을 떨어뜨리고 걱정과 근심 그리고 신경질을 떨쳐낼 수 있게 될 것이다. 자신의 몸과 주변의 환경에 새로운 인식이 일어나며 자신을 사랑하게 되고 비만에 대한 새로운 자각도 생길 것이다.

아로마테라피는 그 자체로 스트레스를 감소시킨다. 또한 정신을 각성시켜 하나의 동기(motive)에 집중시킬 수 있게 해 준다. 예를 들면 스트레스를 받은 상황에서 라벤더나 파인 목걸이를 두르고 10분 걷기를 한다거나, 10m 거리를 30번 왕복한다면(기초대사량의 1~2%에 해당됨) 스트레스 해소뿐만 아니라 에너지 소비에 도움이 될 것이며, 걷는 동안에 스트레스에 대한 원인을 찾고 해결점도 찾을 수 있을 것이다.

후각자극은 뇌를 활성화하는 자체만으로도 에너지를 소비시키며, 식욕억제와 열발생의 역할을 할 수 있다. 비만에서 도파민의 역할은 중요하다. 도파민 비주위피질(perirhinal area), 후결절(olfactory tubercle), 대상회(cingulate gyrus), 궁상핵(arcuate nucleus) 등을 지배하며 몸의 행동제어와 중독과 보상에 관여하며 각성과 흥분 및 의욕, 목표설정, 추상적 사고 및 성격 등에 연관되어 있다. 또한 뇌파 중에서는 알파파를 생산하며, 깨어 있는 시간의 뇌의 활동과 맞물려 있다. 에너지와 집중력을 충전하며 스트레스를 잘 극복하게 만든다. 이는 아로마테라피의 목적과도 맞아떨어지는 부분이다.

아로마테라피의 작용은 뇌에서는 정상적인 생리와 그 경로를 따라 작동하는 뇌의 충격에 의존하므로 뇌에 직접 작용하는 약물들처럼 단기간에 눈에 띄는 효과를 발휘하지는 못한다. 그러나 비만상태를 건강하게 만드는 데 최초 10%가 중요하다는 것을 알고 있다면, 또한 정상적인 회로를 통한 치료방법이라는 것을 알게 된다면 비만치료의 기쁨은 배가될 것이다.

아로마테라피에서는 비만치료를 위하여 향유도 사용한다. 향유 사용 목표는 인지 및 각성을 위한 상담, 스트레스 해소를 위한 아로마테라피 적용, 향유를 사용한 지속적인 대뇌 각성, 에너지 소모를 위한 식이 및 운동요법 동안에 시행하는 아로마테라피, 지속적인 체중유지를 위한 건강하고 안정적인 정신을 유지하기 등이다.

각성을 시켜도 오히려 스트레스가 된다면 그 효과는 반감될 것이며, 생활습관의 변화 없는 단순 살빼기는 오히려 안 하느니만 못하다. 요요현상이 오면 비만치료에 더 많은 노력이 필요해지기 때문이다.

비만에 효과가 있는 아로마 오일은 다음과 같다.

① **각성 및 스트레스 해소 오일** : 알파파를 생산하는 수많은 각성 오일들이 있으며, 각성과 스트레스 경감을 동시에 할 수 있는 오일이면 더욱 좋다.

② **교감신경 자극 오일** : 펜넬, 그레이프프루트, 페퍼, 히숍, 유칼립투스, 로즈마리, 신나몬, 진저, 제라늄, 올리바눔

③ **기초대사량을 늘이는 오일** : 갑상선에 작용. 클로브, 미르, 로즈마리

④ **나쁜 감정제거 오일** : 나쁜 감정을 가지면 폭식, 과식의 원인이 되며, 자신에 내한 신체싱을 올바로 가질 수 없다. 스피케나드, 프랑킨센스, 샌달우드, 미르, 사이프레스, 로즈, 네롤리

⑤ **림프순환자극 오일** : 사이프레스, 그레이프푸르트, 레몬, 주니퍼, 펜넬, 제라늄

⑥ **식욕감소를 위한 오일** : 버가못, 펜넬, 그레이프루트

⑦ **식욕증대를 위한 오일** : 코리안더, 펜넬, 레몬, 마조람, 타임, 멜리사, 갈릭, 어니언

⑧ **열 발생 및 에너지 소모를 위한 오일** : 부신피질을 자극하는 호르몬; 바질, 제라늄, 파인, 로즈마리, 블랙 스푸르스(black spruce), 타임, 갈릭(garlic), 어니언(onion)

⑨ **이뇨작용의 오일** : 주니퍼, 펜넬

⑩ **지방분해의 오일** : 카모마일, 유칼립투스

⑪ **뇌파** : 표 4-1에서와 같이 5가지 상태로 나눌 수 있다.

표 4-1 뇌파의 5가지 상태

뇌파	파장	상 태
γ 파	30Hz 이상	흥분 상태
β 파	(13 ~ 40Hz)	일반적인 깨어 있는 상태 스트레스, 근심, 두려움, 우울, 신경질, 화냄, moodiness 등의 상태
α 파	(7 ~ 13Hz)	수면 시의 평화로운 상태 이완, 명상, 평화로운 상태
θ 파	(4 ~ 7Hz)	꿈꾸거나 아주 깊은 명상상태 통찰력, 창의력을 돕거나 문제 해결에 도움이 되는 상태
δ 파	(0 ~ 4Hz)	꿈 없이 자는 상태 활력이나 회춘 등의 상태로 진입하며, 면역 · 회복 · 건강에 최상의 상태

Chapter

4 근육통과 아로마테라피

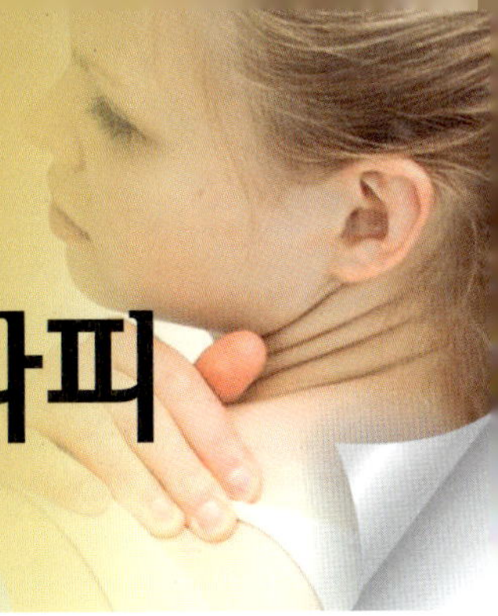

근육통이란 근육에 생기는 통증을 의미하며, 다양한 질병이나 장애에서 나타날 수 있는 하나의 증상이다. 가장 흔한 원인은 해당 근육의 과도한 사용이다. 담(痰)이라고도 한다. 하지만 감염성 질환을 비롯한 수없이 많은 질환이나 장애에서도 근육통은 발생할 수 있으며, 이 경우에 함께 발생하는 다른 증상이나 증후들을 참고하여 원인을 밝혀야 한다.

1 종류별 관련 질환

① 감염성 질환 : 감기, 독감, 인후염, 인플루엔자, 폐렴, 장티푸스, 말라리아, 뇌염, 전립선염 등 수없이 많은 감염성 질환에서 근육통이 동반될 수 있다. 감염성 질환에 의한 근육통은 동시에 여러 근육에서 발생하는 경향이 있다.

② 자가 면역성 질환 : 다발성 경화증, 근염, 루프스, 결절성 다발동맥염 등

③ 대사성 질환 : 부신기능부전 등

④ 약물 : 가다실(인유두종 바이러스 예방접종약), 수마트립탄(편두통약), 스타틴(고지혈증약) 등

⑤ 기타 : 만성 피로증후군, 근막통증증후군, 섬유근육통증후군, 저칼륨혈증, 말초신경병증 등

⑥ 관련 신체기관 : 전신의 근육

근육통 자체를 치료하기보다는 근육통을 유발하는 원인들을 제거해야 한다.

예를 들면 과사용에 의한 근육통에는 해당 근육의 휴식이 필요할 것이고 감염성 질환이 원인인 경우는 해당 감염을 치료해야 하며, 약물 사용이 원인인 경우에는 해당 약물을 끊어야 한다.

근육통은 과도한 운동 후에 근육에 쌓이는 젖산 때문에 생긴다. 젖산이 근육에 쌓이면 pH가 낮아지고 산이 신경종말에 자극을 주어 통증이 생긴다. 혈류가 충분히 유지되어 젖산을 제거하면 근육통도 사라진다. 장기간의 과도한 운동 후에는 몸을 풀어 주는 가벼운 운동이 필요한 이유이다. 마사지와 함께 국소 혈류를 증가시키는 오일을 사용하면 좋다.

2 아로마의 작용

① 국소혈류증가 오일 : 블랙페퍼, 사이프레스, 진저, 로즈마리, 오렌지, 파인

② 근육이완 오일 : 라벤더, 카모마일 로만, 로즈마리, 주니퍼

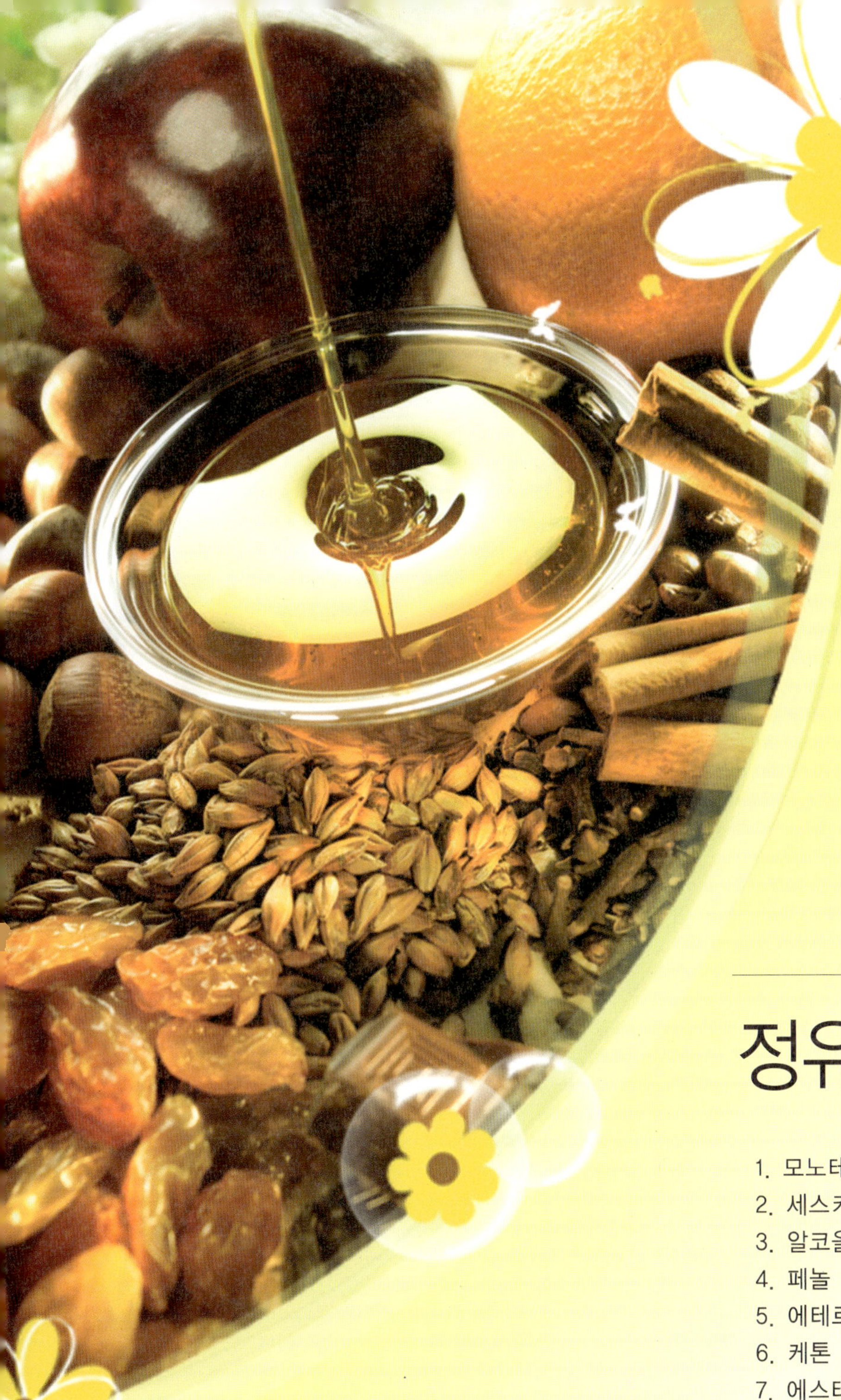

Part 05

정유의 성분

PART

5 정유의 성분

1 모노테르펜

① **리모넨** (Limonene) : 감귤류, 버가못, 네롤리, 캐러웨이, 당근, 회향, 민트 / 피부 자극성, 거담, 수면효과.

② **미르신** (Myrcene) : 바질, 버베나, 파인, 주니퍼 / 진통효과

③ **오시멘** (Ocimene) : 바질

④ **피넨**(Pinene)**파인** : 사이프레스, 터펜틴, 유칼립투스, 회향, 로즈마리 / 약한 독성

⑤ **터피넨** (Terpinene) : 오레가눔, 카다몸, 레몬, 티트리, 주니퍼 / 레몬향

⑥ **터피놀렌**(Terpinolene) : 유칼립투스, 티트리, 터펜타인

⑦ **캄펜** (Camphene) : 파인, 주니퍼, 프티그레인 / 담석치료시, 콜레스테롤 저하

⑧ **카렌** (Carene = isodiprene) : 파인

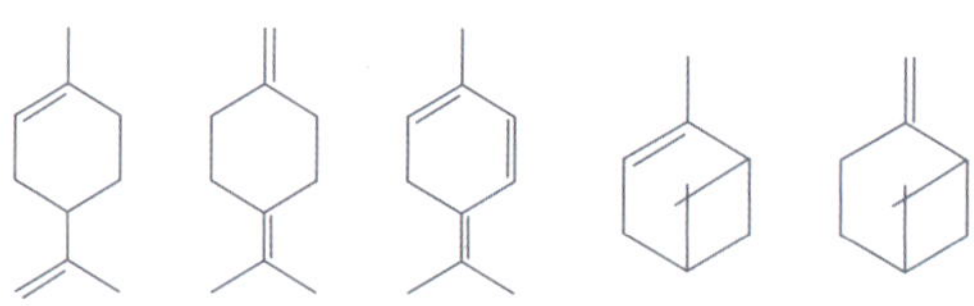

d-리모넨　미르신　오시멘　α-피넨　β-피넨

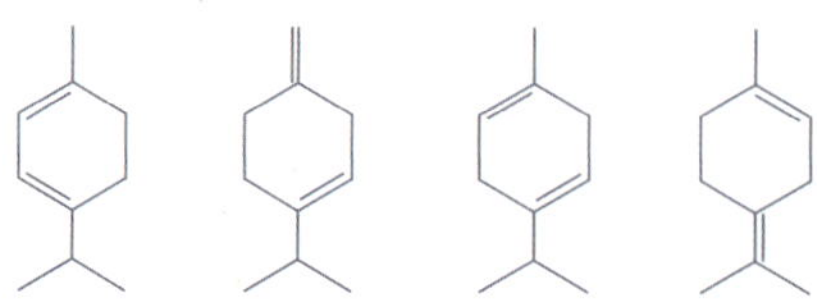

α-터피넨　β-터피넨　γ-터피넨　터피놀렌

⑨ **사이멘** (Cymene) : 웜시드, 큐민, 아요완, 타임 / 류마티스에 부분 진통제, 생물학적 독극물

⑩ **디펜텐** (Dipentene) : 버가못, 코리안더, 회향(휀넬), 레몬 / 거담효과, 수면 효과

⑪ **펠란드렌** (Phellandrene) : 유칼립투스, 회향, 블랙페퍼, 파인

⑫ **실베스트렌** (Sylvestrene) : 사이프러스, 파인

2 세스키테르펜

① **아킬린; 산톨린** (Achillin; Santolin) : 야로우(yarrow) / 증류 시에 카마줄렌으로 변하여 항염작용을 갖는다.

② **아줄렌**(Azulene) : 카모마일, 아르테미시아 속(Chamomiles, Artemisias) / 대표적 항염 성분

③ **카디넨** (Cadinene) : 주니퍼, 후랑킨센스, 유향, 레몬, 파출리 / 식물에서 가장 많은 종류에서 발견됨,

④ **카리오필렌** (Caryophyllene) : 클로브, 클라리세이지, 라벤더, 마조람, 등

⑤ **세드렌** (Cedrene) : 시다우드, 주니퍼

⑥ **커큐멘** (Curcumene) : 진저

⑦ **파출리알콜** (Patchouli alcohol) : 파출리

⑧ **산탈렌** (Santalene) : 샌달우드

⑨ **셀리넨** (Selinene) : 셀러리 씨, 파인, 당근

⑩ **진지버렌** (Zingiberene) : 진저 / 구풍효과(Carminative action)

⑪ **일랑엔** (Ylangene) : 일랑일랑, 버치 버드, 주니퍼

⑫ **비사볼렌** (Bisabolene) : 카모마일 / 항염작용

⑬ **카마줄렌**(Chamazulene) : Composita계열의 식물(카모마일, wormwood(쑥), yarrow(야로우) / 항염, 해열, 살균, 항박테리아

⑭ **파네센**(Farnesene) : 장미(rose)

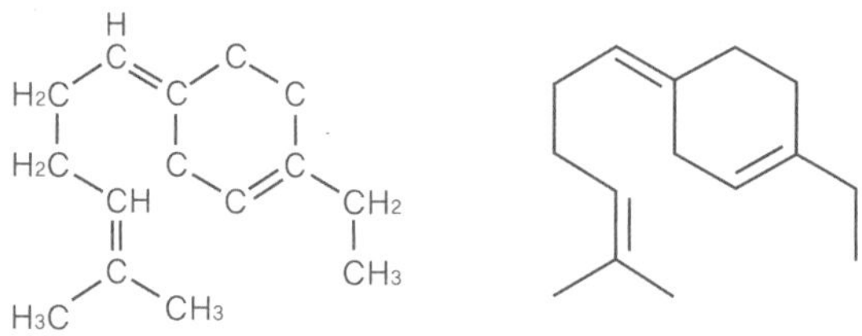

비사볼렌

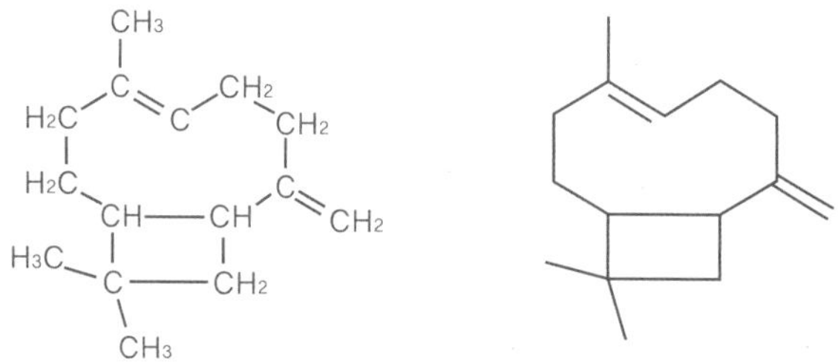

카마줄렌

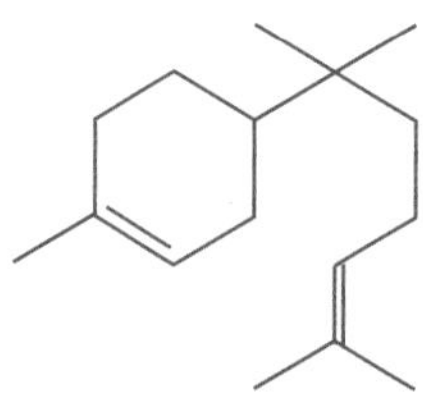

파네센

3 알코올

1. 모노테르펜 알코올(Monoterpene alcohol)

① **제라니올(Geraniol)** : 제라늄, 팔마로사, 로즈, 네롤리, 프티그레인 / 따뜻한 꽃 냄새

② **리날롤 (Linalool)** : 고수풀 씨, 라벤더. 클라리세이지, 로즈우드와 타임의 리나롤 화학형, 프티그레인, 네롤리, 일랑일랑, 육두구, 자단(로즈우드) / 신경안정, 항진균성, 비타민A 합성

③ **시트로넬롤 (Citronellol)** : 시트로넬라, 제라늄, 팔마로사, 로즈, 레몬, 유칼립투스

④ **터피네올(Terpineol)** : 유칼립투스, 카유풋, 프티그레인, 카다몬, 마조람, 니아올리, 파인, Terpinen−4−ol(데르피낸−4−올) 티트리, 주니퍼 / 항생효과, 라일락 같은 향

⑤ **멘톨(Menthol)** : 페퍼민트 / 소양감 억제효과, 진통, 항균, 코, 기관지 울혈제거, 소화촉진

⑥ **보르네올 (Borneol)** : 스파이크라벤더, 육두구, 파인, 로즈마리 / 중추신경계 장애를 유발.

⑦ **캐로톨 (Carotol)** : 당근

⑧ **라반둘올(Lavandulol)** : 라벤더

⑨ **네롤(Nerol)** : 네롤리, 버가못, 프티그레인, 로즈

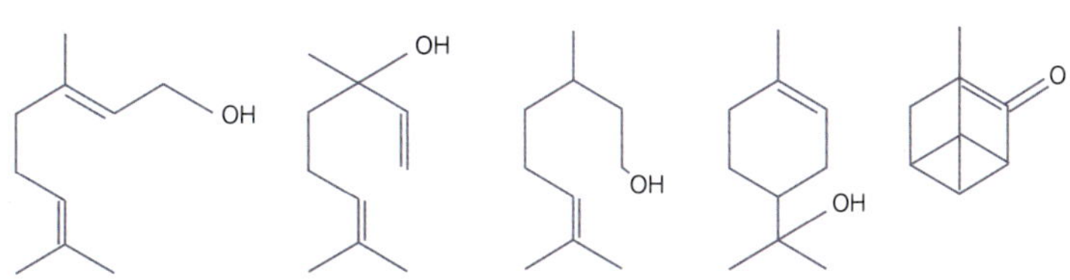

제라니올 리날롤 시트로넬롤 터피네올 멘톨

2. 세스키테르펜 알코올

① **비사볼롤** (Bisabolol) : 카모마일 저먼(chamomile German) / 소염효과 antiinflammatory activity

② **파네졸** (Farnesol) : 팔마로사, 로즈, 일랑일랑

③ **네롤리돌** (Nerolidol) 네롤리 : Santalol(산타롤) 샌달우드

④ **세드롤** (Cedrol) : 시다우드(Cedar)

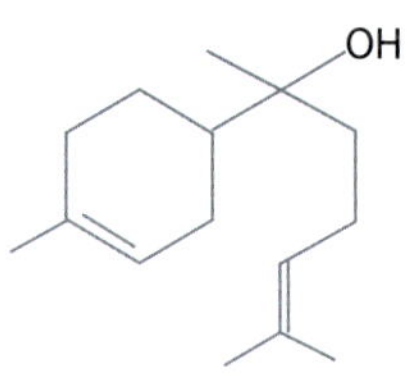

알파-비사볼롤

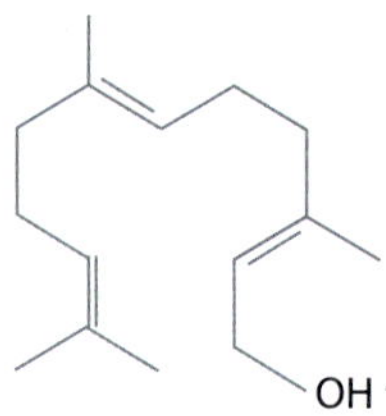

파네졸

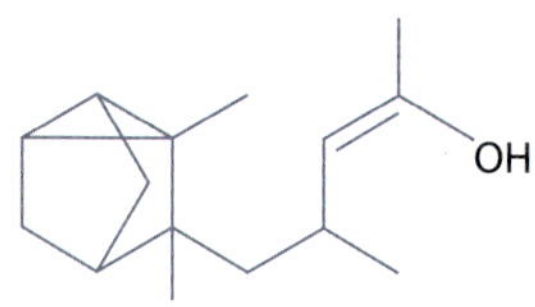

산타롤

4 페 놀

(1) **카바크롤** (Carvacrol) : 오레가노, 타임, 세이보리 / 항균, 항진균, 가글용. 가장 독성 강함

② **실리실산** (Salicylic acid) : 윈터그린, 버취 / 진통, 각질 분해

③ **티몰** (Thymol) : 타임

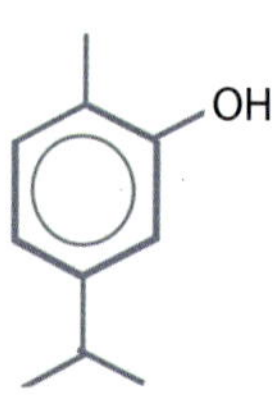

카바크롤

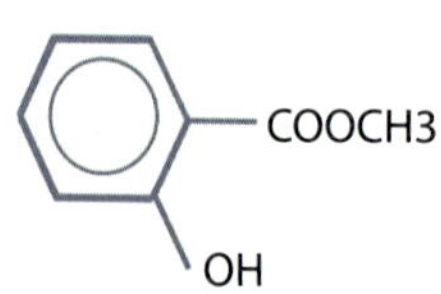

메틸살리실레이트

5 에테르(Ethers)

① **아네톨**(Anethol) : 펜넬, 스타아니스, 아니시드

② **메틸 카비콜**(methyl Chavicol, **에스트라골**) : 바질 리유니언 타입, 펜넬, 타라곤

③ **유게놀**(Eugenol) : 클로브 눈, 계피, 블랙페퍼, 육두구

④ **미리스티신**(Myristicine) : 육두구

⑤ **사프롤**(Safrol) : 사사프라스, 캄퍼

⑥ **아피올**(Apiol) : 파슬리(parsley)

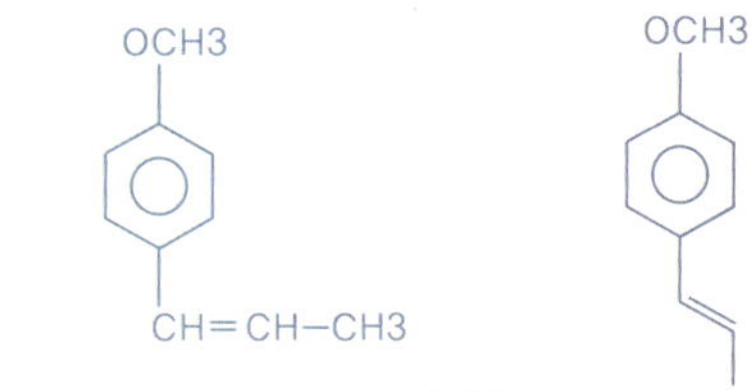

아네톨

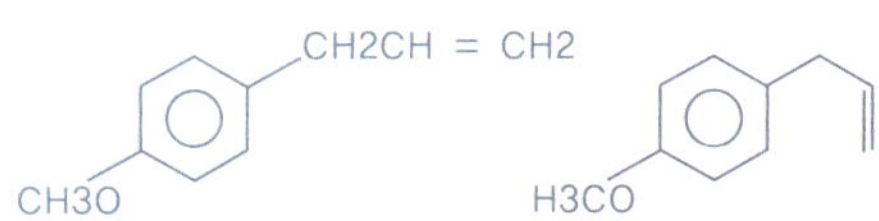

에스트라골

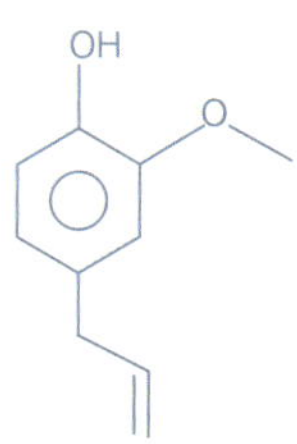

유게놀

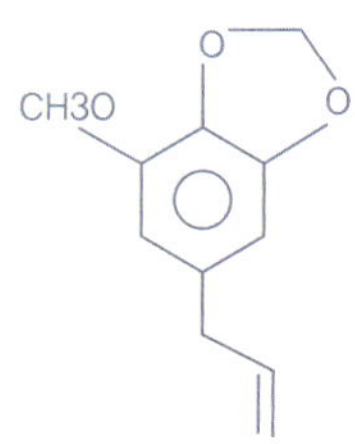

미리스티신

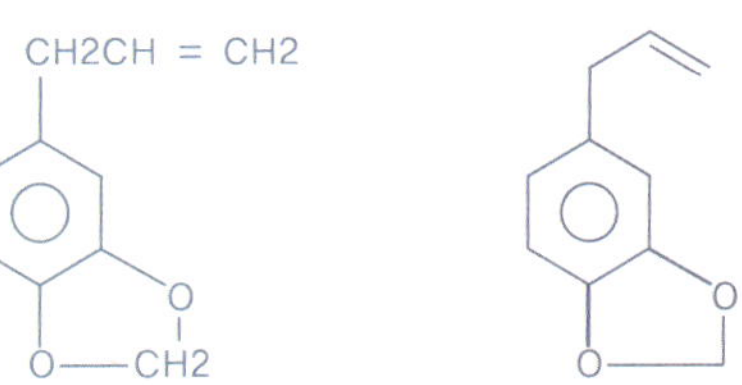

사프롤

6 케 톤

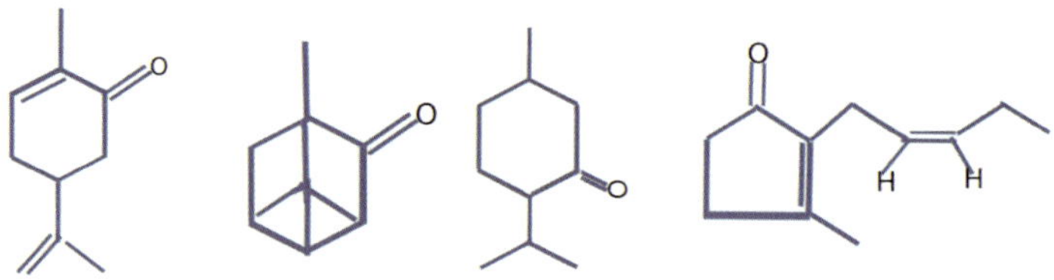

카르본　　　　캄포　　　　멘톤　　　　cis – 자스몰

1. 독성계열

아래 성분이 많이 함유된 정유들은 특히 주의해서 사용한다.

① **카르본**(Carvone) : 카라웨이, 페퍼민트 / 식용, 소화보조제

② **캄포**(Camphor) : 캄포, 계피, 쑥 / 향정신성

③ **멘톤**(Methone) : 페퍼민트, 스피아민트

④ **보르네온**(Borneone) : 캄포, 계피, 쑥, 스파이크라벤더

⑤ **메틸노닐케톤**(Methyl nonyl ketone)

⑥ **풀레곤**(Pulegone) : 유산유발 / 페니로얄, 부추

⑦ **피노캄폰**(Pinocamphone) : 간질유발, 히솝

⑧ **피페리톤**(Piperitone) : 유칼립투스 다이브스

⑨ **튜존**(Thujone) : 튜자, 세이지 / Ketone류 중 가장 위험하다. 낙태와 신경병을 유도한다. / 다북쑥

⑩ **버베논**(Verbenon) : 유향, 로즈마리

2. 비독성계열

① **자스몬**(Jasmone) : 재스민

② **펜촌**(Fenchone) : 펜넬, 라벤더

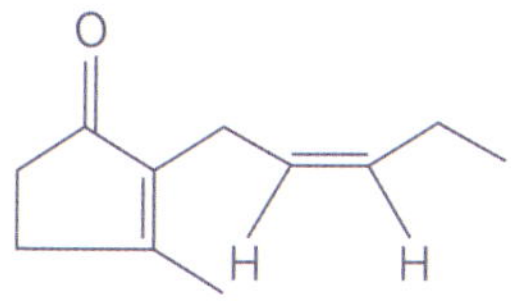

eis – 자스몬

7 에스테르 (Esters)

① **벤질벤조에이트**(Benzyl benzoate) : 벤조인 등 기타 수지.

② **보르닐 아세테이트**(Bornyl acetate) : 파인, 로즈마리, 타임 / 거담제, 기도 흡입제, 신경안정제.

③ **시트로넬릴 아세테이트**(Citronellyl acetate)

④ **리날릴아세테이트**(Linalyl acetate) : 버가못, 클라리세이지, 라벤더, 자스민, 네롤리, 코리안더 / 약한 신경안정효과

⑤ **제라닐 아세테이트**(Geranyl acetate) : 라벤더, 유칼립투스, 마조람, 제라늄, 프티그레인, 레몬, 로즈

⑥ **메틸 안트라닐레이트**(Methyl anthranilate) : 만다린, 오렌지, 네롤리

⑦ **멘틸아세테이트** (Menthyl acetate) : 페퍼민트 꽃 향, 자외선차단제, 태양화상치료제

⑧ **티몰아세테이트**(Thymol acetate) : 타임 / 항균, 해열, 소화촉진

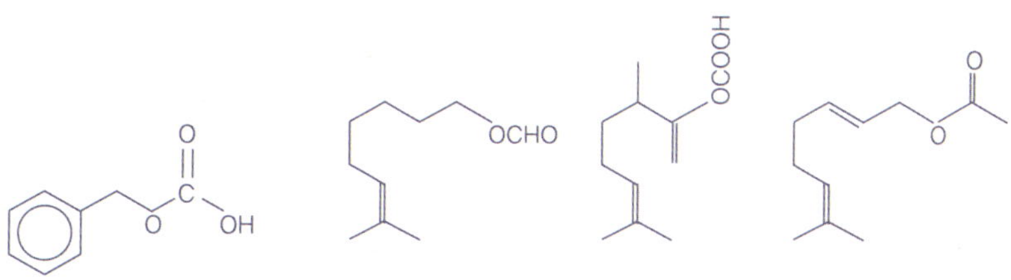

벤질아세테이트　　시트로넬릴 formate　　리날릴 아세테이트　　제라닐 formate

8 알데히드 (Aldehyde)

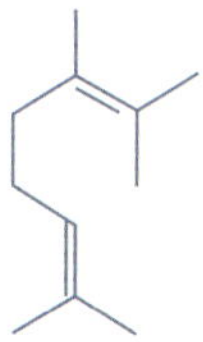
제라니알

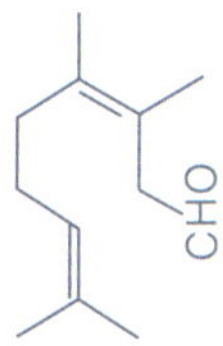
네랄

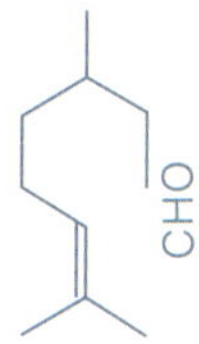
시트로넬랄

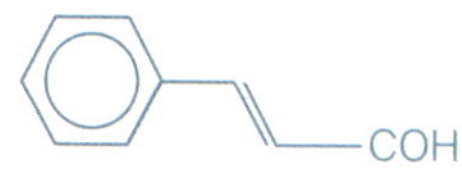
신나믹알데히드

① **제라니알**(Geranial, α −citral), (알파시트랄=제라니알)

② **네랄**(Neral, β −citral), (베타시트랄=네랄)

③ **시트로넬랄** (Citronellal) : 시트로넬라, 유칼립투스 레몬, 레몬, 멜리사. / 신경안정

④ **시나믹알데히드**(Cinnamic aldehyde) : 계피껍질(다량), 잎(소량) / 강한 항염 작용. 피부 부작용이 심하다. –>소량 사용할 것.

⑤ **시트랄** (Citral) : 레몬, 레몬그라스, 시트로넬라, 제라늄, 버베나 / 살균효과, 비타민A 합성

⑥ **펠란드랄** (Phellandral) : 다양한 나무에서 추출

⑦ **아니식알데히드** (Anisic aldehyde) : 아니시드, 바닐라

9 산화물(Oxides)

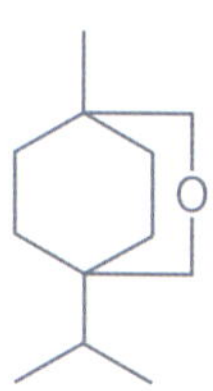
유칼립톨

① 1.8 Cineole(=Eucalyptol) : 유칼립투스, 로즈마리, 베이, 티트리, 카유풋 ./ 거담효과

② Linalol oxide(**리날롤 옥사이드**) : 히솝

10 락톤과 쿠마린 (Lactones and Coumarins)

① **아찬젤리신**(Archangelicin) : 안젤리카 / 항경련

② **안젤리신**(Angelicin;Isopsoralen) : 안젤리카 / 약한 광감작성, 항경련

③ **버갑텐**(Bergaptene) : 버가못,라임, 안젤리카 / 백반증, 건선, UV와 함께 투여 시 세포 DNA 파괴효과

④ **쿠마린**(Coumarin; 2H-1-Bengopyran-2-one) : 파슬리, 안젤리카, 계피 / 식물에 전반적으로 많다. 출혈 효과, 간독성, 쥐약, 항진균, 항암효과

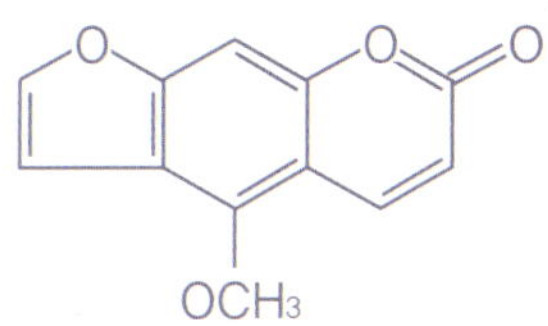

락톤 - 버갑텐

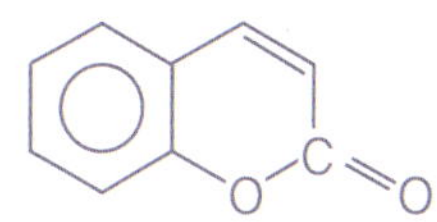

쿠마린

11 미세 성분

① **퓨란** : 박하유의 멘토퓨란(menthofuran in mint oil) / 고리 내에 산소가 있는 형태의 물질

② **황 화합물** : 마늘유의 디알릴이황화물(diallyl disulfide in garlic oil) / 쏘는 냄새

③ **질소 화합물**

④ **기타**

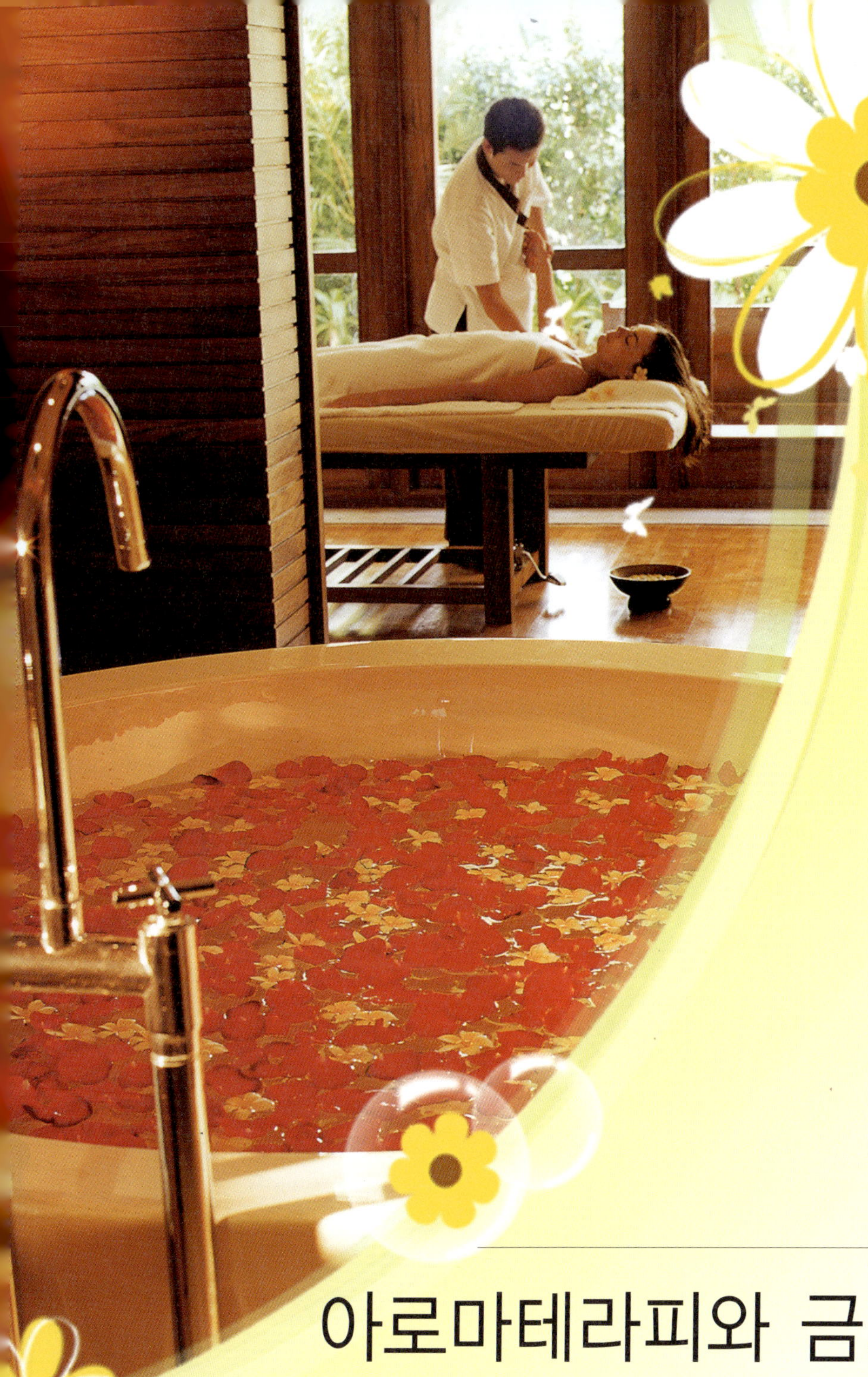

Part 06

아로마테라피와 금기 향유

PART

6 아로마테라피와 금기 향유

1. 아로마테라피에 전혀 사용할 수 없는 향유

Aniseed, Arnica, Bitter almond, Bitter orange, Boldo(Leaf), Broom, Buchu, Calamus, Camphor(brown, yellow), Cassia, Chervil, Cinnamon bark, Costus, Deertongue, Elecampane, Fennel bitter, Horseradish, Jaborandi(Leaf), Meliotus, Mugwort(Armoise), Mustard, Oregano, Origanum, Origanum spanish, Penny royal, Pine(dwarf), Rue, Sage common, Santolina, Sassafras, Savine, Savory, Southernwood, Tansy, Thuja, Thyme red, Tonka, Wintergreen, Wormseed, Wormwood

2. 간질환자에게 사용할 수 없는 향유

Fennel sweet, Hyssop, Rosemary, Sage(all types)

3. 광독성의 가능성이 있는 향유

Angelica root, Bergamot Cumin, Ginger, Lemon, Lime, Lovage, Mandarin, Orange, Verbena

4. 고혈압환자에게 사용할 수 없는 향유

Hyssop, Rosemary, Sage(spanish and common), Thyme

5. 당뇨병환자에게 사용할 수 없는 향유

Angelica

6. 독성 및 만성독성(장기간 투여 시)의 위험성이 있는 향유

Ajowan, Anise star, Aniseed, Basil, Basil exotic, Bay laurel, Bay west indian, Calamintha, Camphor white, Cascarrila bark, Cassie, Cedarwood(virginian), Cinnamon leaf, Clove bud, Coriander, Eucalyptus, Fennel sweet, Hops, Hyssop, Juniper, Lemon, Nutmeg, Orange, Parsley, Pepper black, Sage spanish, Tagetes, Tarragon, Thyme white, Tuberose, Turmeric, Turpentine, Valerian

7. 동종요법과 병행하기에 적합하지 않은 정유

Black pepper, Camphor, Eucalyptus, Peppermint

8. 임산부에게 사용해서는 안 되는 향유

Ajowan, Angelica, Anise star, Aniseed, Basil, Birch, Bay laurel, Calamintha, Cedarwood(all types), Celery seed, Cinnamon leaf, Citronella, Clary sage, Clove, Cypress, Fennel sweet, Geranium, Hyssop, Jasmine, Juniper, Labdanum, Lovage, Marjoram, Myrrh, Nutmeg, Peppermint, Parsley, Rosemary, Snakeroot, Spanish sage, Tarragon, Thyme white

9. 피부자극(부작용)의 가능성이 있는 향유

Ajowan, Allspice, Aniseed, Basil sweet, Black pepper, Borneol, Cajeput, Caraway, Cedarwood virginian, Cinnamon leaf, Clove bud, Cornmint, Eucalyptus, Garlic, Ginger, Lemon, Parsley, Peppermint, Pine needle(scotch and long leaf), Thyme white, Turmeric

10. 피부 민감성을 유발할 우려가 있는 향유

Basil french, Bay laurel, Benzoin, Cade, Cananga, Cedarwood virginian, Chamomile(roman and german), Citronella, Garlic, Geranium, Ginger, Hops, Jasmine, Lemon, Lemongrass, Lemon balm(melissa), Litsea cubeba, Lovage, Mastic, Mint, Orange, Peru balsam Pine(scotch and long leaf), Styrax, Tea tree, Thyme white, Tolu balsam, Turmeric, Turpentine, Valerian, Vanilla, Verbena, Violet, Yarrow, Ylangylang

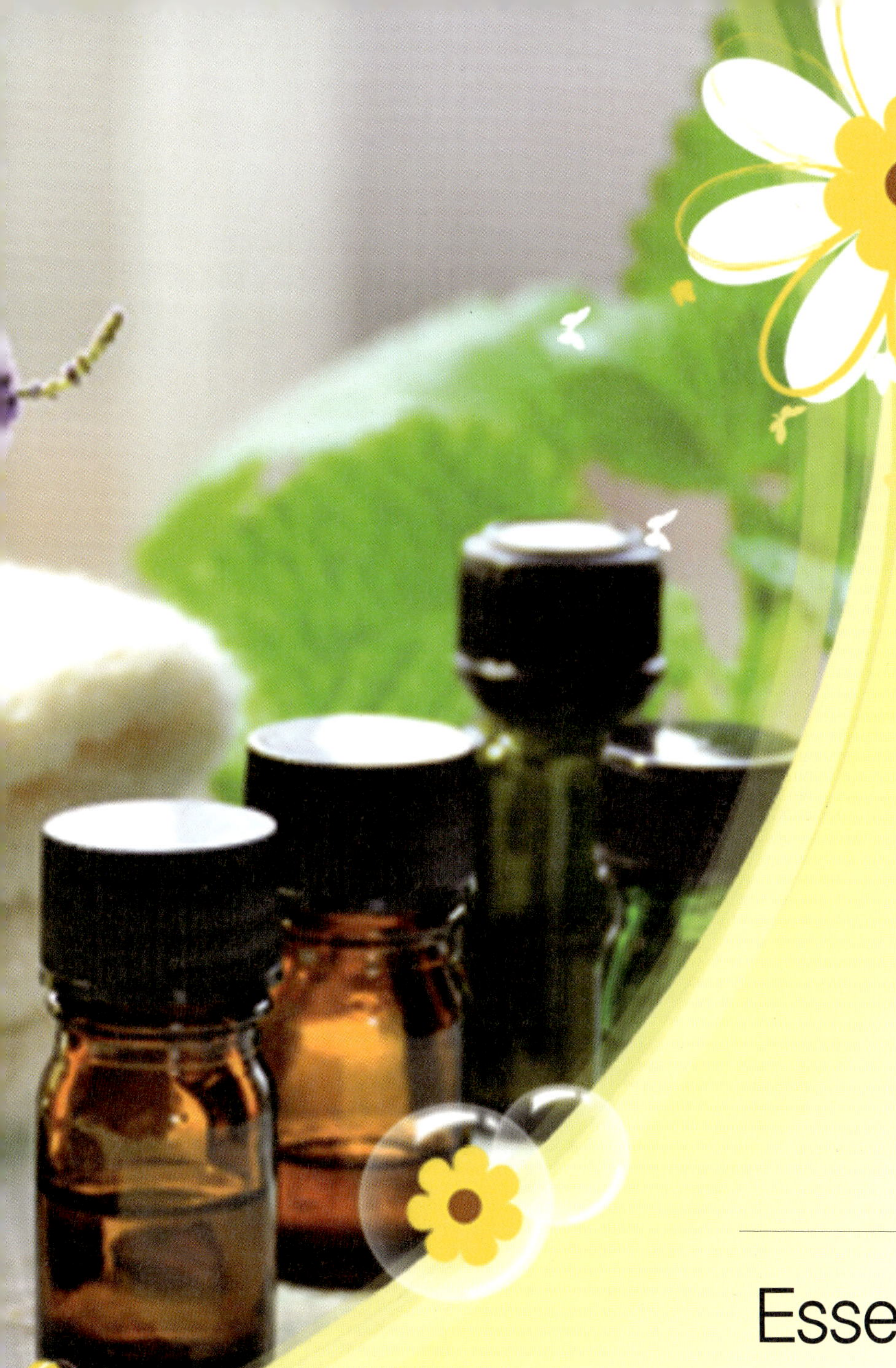

Part 07

Essential Oil Safety Data

PART 7

Essential Oil Safety Data

• **피부도포는 안 되고 소량만을 향수로 흡입 가능**

오일	광과민성	피부독성 %		오일 독성 g/kg			**
		피부자극 %	과민성 %	경구 LD^{50}	피부 LD^{50}	3세 사망량	
abies alba needles&cone		20	20	5.0	5.0	70	
alant root inula helenum p.16		매우 강함(피부에만 사용)		nt	nt	nt	1
ale oil(pine wood extract)		20	20	5.0	5.0	70	
almond (sweet)		neat	4	5.0	5.0	70	
almond bitter		do not use		0.96	1.2	13*	2
almond bitter(FFPA)		4	4	1.49	3.0	20	
ambrette seed		1	1	5.0	5.0	70	
amyris A. basamifera(pure)		nt	nt				
amyris (acetylated)		10	10	5.0	5.0	70	
angelica seed		1	1	5.0	5.0	70	
angelica root	약	1	1	2.2	5.0	30	
anis star		4 sensitizing	4	2.57	5.0	37	
anise Pimpinella		2 sensitizing	2	2.28	5.0	25	
armoise Artemisia vulgaris		12	12	0.37	5.0	5*	
artesimia absinthium wormwood		2	2	0.96	5.0	13*	
basil M.chavicol content 55%		4	4	1.4	5.0	8*	
bay pimenta racemosa		10 sensitizing	10	1.8	5.0	25	
benzoin siam resinoid		8 sensitizing	0.03	10.	8.87	70	
bergamot expressed	매우 강	사용금지	10.0	20.0	70	1	
bergamot FCF bergapten free	none	30	30				
bergamot mint Mentha citrata		8	8	5.0	5.0	70	
birch sweet b. lenta		4	4	1.7	5.0	24*	1
birch tar oil bentula pendula		2	2 참조1	5.0	2.0	70	1
boise-de rose (rosewood)		5	5	4.3	5.0	60	
boldo leaf oil		4	4	0.13	0.93	1.8*	1
cabreuva		6	6	5.0	5.0	70	
cade oil J.oxycedrus (rectified)		2	2 참조2	5.0	5.0	70	1
calamus		4 매우 강	4 참조3	0.78	5.0	11	1발암성

cajuput		4	4	3.87	5.0	54	
camphor clear:cineole(정제)		20	20	5.0	5.0	70*	
camphor yellow:safrole		4	4참조13	3.1	5.0	43*	1
camphor brown:safrole		4	4참조13	2.53	4.0	35*	1
canadian balsam		2	2	5.0	5.0	70	
cananga		10	10	5.0	5.0	70	
caraway	mild	4	4	3.5	1.78	49*	
cardamom		4 정도	4	5.0	5.0	70	
carrot seed		4	4	5.0	5.0	70	
cascarilla		4	4	5.0	5.0	70	
cassia	mild	4 매우 강	4	2.8	0.32	39*	1
cedarleaf see thuja							
cedarwood atlas		8	8	5.0	5.0	70	
cedarwood texan		20	8	5.0	5.0	70	
cedarwood-virginian	very mild	8	8	5.0	5.0	70	
celery seed		4	4	5.0	5.0	70	
chamomile roman		4	4	5.0	5.0	70	
chamomile german		4	4	5.0	5.0	70	
chamomile maroc		nt					
chenopodium		사용금지 참조4, 참조2					
cinnamon bark	mild	8 매우 강한 sensitizer		3.4	0.69	48*	1
cinnamon leaf		10	10	2.65	5.0	38	
citronella		8 sensitizing	8	5.0	4.37	70	
clary sage		8 suspected	8	5.6	2.0	70	
clove bud		2	5	2.6	5.0	38*	
clove leaf		5	5	1.37	1.2	19*	
clove stem		2	2	2.02	5.0	19*	
cognac oil		4	4	5.0	5.0	70	
copaiba balsam & oil		8	8	5.30	5.0	70	
coriander		6	6	4.13	5.0	60	
cornmint		8	8	1.2	5.0	17	
costus root		매우 강, 사용금지		3.4	5.0	38*	1
cubeb		8	8	5.0	5.0	70	
cumin	적당	4	2	2.5	3.5	28	
cypress		5	5	5.0	5.0	70	
cyste absolute		4	4	5.0	5.0	70	
davana		4	4	50	5.0	70	
deertongue absolute L.odorantis		5	5	0.73	3.67	10	
deertongue incolore L. odorantis		4	4	4.0	5.0	56	
dill seed	suspect	4	4	4.0	5.0	70	

elemi		4	4	3.37	5.0	47	
estragon(tarragon)		4	4	1.9	5.0	26	
eucayptus citriodora		10	10	5.0	2.48	70	
eucalyptus globulus		neat	10	2.48	5.0	5*	
fennel sweet		4		4.52	5.0	63	
fennel bitter		4 sensitizing	4 참조5	3.8	5.0	53	
fenugreek absolute		2	2	2.0	2.0	63	
fig leaf absolute		do not use	5.0	5.0	70	1	
fir cone		20	20	5.0	5.0	70	
fir balsam		10	10	5.0	5.0	70	
fir basam oregon P.taxifolia		8	8	5.0	5.0	70	
fir needle Abies siberica		2.5	2.5	5.0	3.0	70	
flouve oil F.odorante		4	4	4.1	5.0	57	
hay abs. Anthoxanth.odoratum		4	4	5.0	5.0	70	
frankincense see olibanum							
galbanum oil		4	4	5.0	5.0	70	
genet abs.		12	12	5.0	5.0	70	
geranium Algerian		10	10	nt	5.0	?	
geranium bourbon		10	10	5.0	2.5	70	
geranium moroccan		10	10	nt	5.0	?	
ginger staem distilled	매우 약	4	4	5.0	5.0	70	
grapefruit expressed	mild	10	10	5.0	5.0	70	
guaiacwood oil		8	8	5.0	5.0	70	
gurjun balsam oil		8	8	5.0	5.0	70	
helichrysum oil		4	4	5.0	5.0	70	
hibawood Thujopsis doabraata		12	12	5.0	5.0	70	
ho leaf (linalool type)		10	10	3.27	5.0	45	
honeysuckle abs	mild	3	3				
hyacinth abs		8	8	4.2	1.25	59	
hyssop		4	4	1.4	5.0	19	
immortelle abs		2	2	4.4	5.0	62	
jasmine abs irritation at		3	3				
jasmine abs		2	2	5.0	5.0	70	
juniper berry		8	8	5.0	5.0	70*	
juniperus phoenica oil		1	1	5.0	5.0	70*	
karo karounde abs(L.senegambica or leptactina)		1	1	1.4	5.0	19	
labdanum		8	8	8.9	5.0	70	
lavandin		5	5	5.0	5.0	70	
lavender spike		8	8	3.7	2.0	70	
lavender officinalis		16	16	5.0	5.0	70	
lavender officinalis abs	매우 약	10	10	4.25	5.0	59	

laurel leaf	mild	10	10	3.69	5.0	55	
lemon expressed		10	10	5.0	5.0	70	
lemon distilled		10	10				
lemongrass west indian		5	5	5.0	5.0	70	
lemongrass east indian		4	4	5.0	2.0	70	
lime distilled(see precaution)	none	15	15	5.0	5.0	70	
lime expressed	적당	do not use					
linaloe wood oil		8	8	5.0	5.0	70	
litsea cubeba		8	8	5.0	4.8	70	
lovage		2	2	3.4	5.0	47	
mace		8	8	3.6	5.0	51	
mandarine expressed C.reticulata	적당	8	8	5.0	5.0	70	
marjoram sweet		6	6	2.2	5.0	31	
marjoram spanish		6	6	5.0	5.0	70	
mastic abs Pistacia lentiscus		8	8	5.0	5.0	70	
mimosa abs		1	1	5.0	5.0	70	
myrrh		8	8	1.65	nt	23	
myrtle		2	2	5.0	5.0	70*	
narcissus abs detail in sect2		2	2	5.0	5.0	70	
neroli		4	4	4.55	5.0	64	
niaouli		nt	nt	nt	nt	nt	
nut-meg		2	2	2.62	10.	37*	
oakmoss concrete Evernia prunastri		10	10	2.9	5.0	40	
ocotea oil Octotea cymbarum		20	20	1.6	3.5	22	
olibanum gum and absolute		8	8	5.0	5.0	70	
opoponax		사용금지				1	
orange flower abs C.auranticum		20	20	5.0	5.0	70	
orange bitter expressed (C.auranticum ssp. amara)	적당	10	10	5.0	5.0	70	
orange expressed (C.sinensis)	적당	8	8	5.0	5.0	70	
origanum		2	2	1.85	0.48	21*	
orris abs		neat	3	9.4	nt	70	
palmarosa		8	8	5.0	5.0	70	
patchouli	mild	20	10	5.0	5.0	70	
parsley seed oil Irritant at		2	2	1.5	5.0	21*	
parsley herb oil		2	2	3.3	5.0	46	
pennyroyal		6	6	0.4	4.2	3*	
pepper black		4	4 참조7	5.0	5.0	70	
peppermint		nt	nt	4.5	nt	63	
perilla Perilla frutescens		4	4	2.8	5.0	39	
peru balsam Myroxylon pereirae		8	8 참조8	2.4	2.5	33	2
petitgrain bigarade		8	8	5.0	2.0	70	
petitgrain paraguay bitter orange		8	8	5.0	5.0	70	
petitgrain ex lemon tree		10	10	5.0	5.0	70	
pimenta berry oil		8	8	nt	nt	nt	
pimenta leaf oil		12	12	3.6	2.8	50	
pine pumilo Irritation at		12	12	5.0	5.0	70*	

pine sylvestris		12	12	5.0	5.0	70*	
rose oil bulgarian R.damascena		2	2	5.0	2.5	70	
moroccan R.centrifolia		2	2	5.0	2.5	70	
turkish R.damascena		2	2	5.0	2.5	70	
french R.centrifolia		2	2 정도	5.0	?	70	
rosemary R.officinalis		10	10	5.0	10.0	70	
rue	매우 강	사용금지	참조9	2.1	5.0	15*	1
sage S.lavandulaef & S.hispan.		8	8	5.0	5.0	70	
dalmatian S.officinalis		8	8	2.6	5.0	26	
sandalwood E. indian		10	10	5.0	5.0	70	
sassafras S.albidum		사용금지, 참조13	1.9	3.5	26	1	
savory summer Satureja hortensis		6	6	1.37	0.34	19*	
schinus moll		4	4	5.0	5.0	70	
snakeroot A.canadense		4	4	4.5	5.0	61	
spearmint M.spicata & M.viridis		4	4	5.0	5.0	70	
spruce Picea mariana & glauca		1	1	5.0	5.0	70	
tagete T.minuta & T.glandulifera		2	2	3.7	5.0	52	
tangelo		8	8	5.0	5.0	70	
tangerine C.reticulata		5	5	5.0	5.0	70	
tansy not recommanded		4	4	1.15	5.0	5*	1
tarragon see estragon				1.9	5.0	26	
tea tree M.alternifolia		1	1 참조10	1.9	2.6	26	
thuja leaf T.occidentalis		4	4	0.83	4.1	10	
thyme T. vulgaris		8	8	3.75	5.0	34	
tolu balsam		2	2 참조11	5.0	5.0	70	
tonka abs not recommended		8	8	1.38	1.26	14*	
tree moss concrete		10	10	4.33	5.0	60	
turmeric oil Curcuma longa		4	4	5.0	5.0	70	
turpentine not recommended	사용금지(12)	5.67	nt	10			
valerian		nt	nt	nt	nt	nt	
vanilla tincture		10	10	5.0	2.0	70	
verbena oil & abs Liooia citriodora	moderate	do not use note12	5.0	5.0	70		
vetiver		8	8	5.0	5.0	70	
violet		2	2		nt	nt	
wormwood ssee artemisia absinthium			0.25	0.41	3.5		
yarmour Pinus palustris		12	12	3.2	5.0	45	
Ylang-ylang		10	10	5.0	5.0	70	
wintergreen oil methyl salicylate				nt	nt	nt4*	
thymus T.zygis				0.6	?	8	
nerolia absolute				5.0	5.0	70	
mentha citrata see bergamotmint							
mentha longifolia				0.44	?	6.5	
mentha rotundifolia				0.64	?	9.5	

참고문헌

- "최신임상정신의학", 도서출판하나의학사, 2000.
- KOLB BRODIE 저, 이근후 역, "최신 임상정신의학", 하나의학사, 2008.
- 김옥녀, "임상약리학", 수문사, 2006.
- MAC E. HADLEY 외 공저, 내분비학교재연구회 역, "바이오사이언스 제6판", 2008.
- Dee Unglaub Silverthorn 저, 고영규 역, "생리학 제4판", 라이프사이언스, 2009.
- 오세관, "신경전달물질과 뇌질환", 신일북스, 2005.
- 하세가와 노리코 저, 김윤탁 역, "말기암의 통증을 다스리는 아로마테라피", 솔과학, 2006.
- 피트 브론 저, 이인철 역, "냄새 그 은밀한 유혹", 까치글방, 2000.
- 조성준, "향기치료의 기적", 세경, 2006.
- Jane Buckle 저, 김명자 역, "임상 아로마요법", 정문각, 2005.
- David L. Nelson 저, 윤경식, 김호식, 백영환 역, "레닌저 생화학", 월드사이언스, 2010.
- MAC E. HADLEY 외 공저, 내분비학교재연구회 역, "내분비학 제6판", 바이오사이언스, 2008.
- 향을 사랑하는 사람들 저, "향 향수이야기", 한송, 1999.
- Price, Shirey, "Shirley Price's Aromatherapy Workbook", London, UK: Thorson s, 1993.
- Gabriel Mojay, "Aromatherapy for Healing the Spirit" , Inner Traditions, 2000.
- Julia Lawless, "The Illustrated Encyclopedia of Essential Oils", Element Books, 1995.
- Schnaubelt, Kurt, "Medical Aromatherapy 1 (Healing with Essential Oils)", Frog Ltd., 1999.
- Dee Unglaub, Silverthorn, "Human Physiology : An Integrated Approach (5th, Pa perback)", BenjaminCummings, 2011.
- Worwood, Valerie Ann 저, "The Fragrant Mind: Aromatherapy for Personality, Mi nd, Mood, and Emotion", New World Library, 1996.

- Damian, Peter, Damian, Kate 저, "Aromatherapy: Scent and Psyche : Using Esse nt ial Oils for Physical and Emotional Well-Being", Healing Art Press, 1995.
- Sue Clarke 저, "Essential Chemistry for Aromatherapy", Churchill Livingsto ne, 2009.
- Ingrid Martin 저, "Aromatherapy for Massage Practitioners", Lippincott Willi ams & Wilkins, 2006.
- Michael Alexander, "How Aromatherapy Works : Efficacious and Synthetic Path ways of Essential Oils in the Human Physiology", Whole Spectrum Arts & Publi cations, 2001.
- EBS 다큐프라임, "인센스 로드, 최초의 무역로 대탐험", 2010년 7월 26~28 방영
- http://cafe.naver.com/aromazen1010/42 (국내 아로마 관련 논문)

찾아보기

ㅇ

ㅈ

ㅊ

ㅋ

아로마테라피 Aromatherapy

2014년 2월 1일 초판 발행
2018년 2월 1일 수정판 발행

저 자 김연숙 · 김귀정 · 김미령 · 양현옥 · 윤미숙
이은경 · 장예선 · 정영애 · 최금주 · 허은영

펴낸곳 메디시인

발행인 주병오

주소 경기도 파주시 회동길 209
파주출판문화정보산업단지

전화 (031) 955-7566·7577

팩스 (031) 955-7730

이메일 jigupub@hanmail.net

등록번호_2005년 2월 16일 제 406-2005-000045호

ISBN 979-11-86739-53-2-93590 값 22,000원

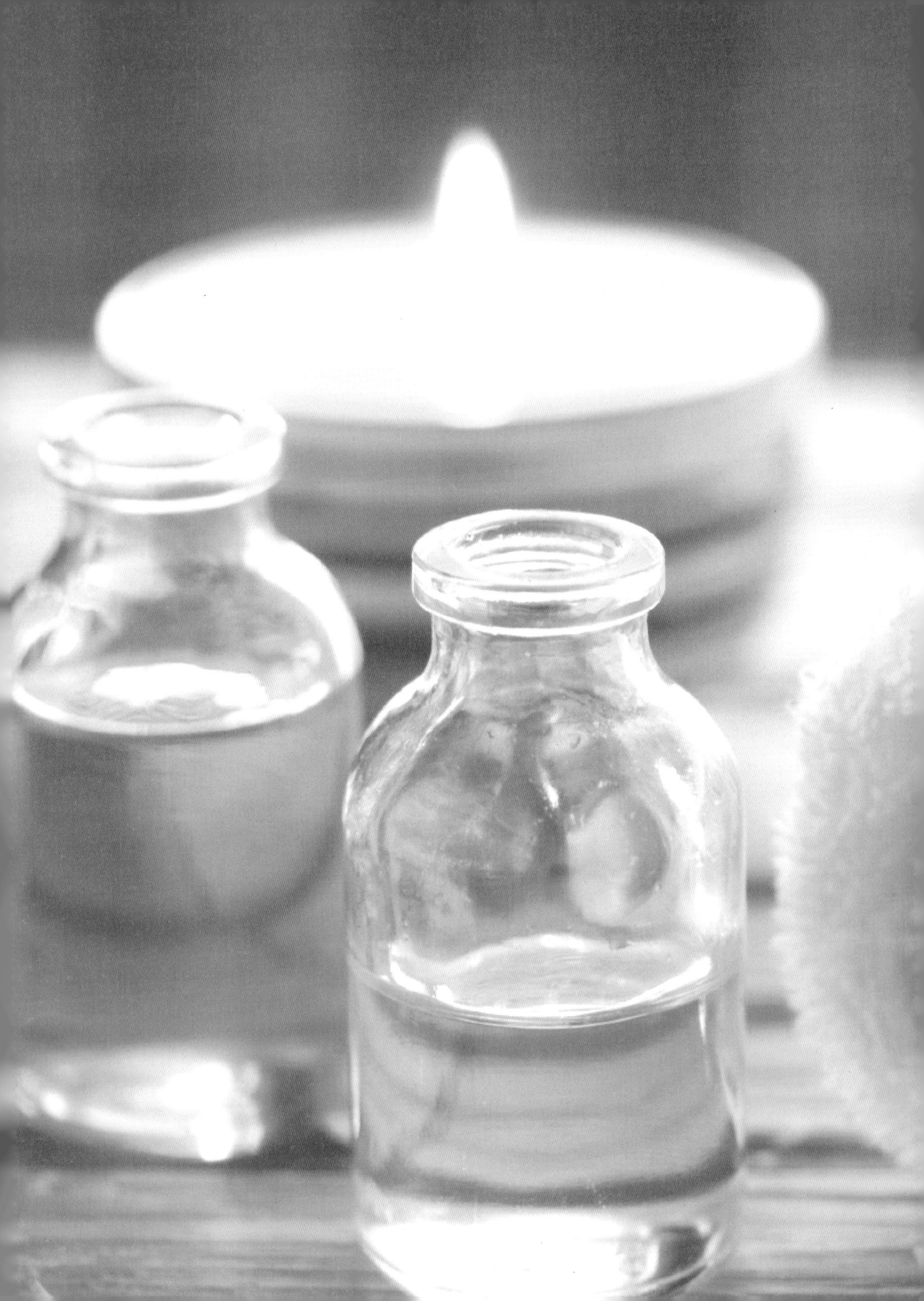